―― 17万人を治療して気付いた ――

一生役立つ

学校では教えてくれない

鍼灸医学の3つの思考

藤本新風 × 富里雄太

たにぐち書店

推薦の辞

　「手に虎を握るが如く鍼を持てと書いてあるやろ！　この緊張感わかる？　虎に触れるのに何も準備しないわけないやろ？　刺鍼のことだけちゃうで。そういうことやで」と、新風先生が刺鍼までのプロセスの大切さを熱く話されていたのを思い出します。

　私が医師として僻地診療所で奮闘していた頃、前任が残した漢方薬の使用期限が迫るというきっかけから、私の東洋医学の第一歩が始まりました。歳やな〜、ストレスやな〜、こんな患者さんに漢方薬がうまく効いたりで東洋医学が面白く、欠かせないものになっていきました。なぜ効かないのか？　なぜこの症状が起きてくるのか？　この疑問の答えを求め、系統立てて中医学を学びたいと思って参加した漢方クリニックの勉強会のボスが新風先生でした。

　新風先生から、中医学の基礎はもちろん、その歴史や哲学、各派学説の重要性を学び、教科書の内容だけでは不十分で、常に古典に立ち返るよう指導頂きました。また、弁証を深めるための追加問診の方法や体表所見の取り方の練習を通じて、多くのことを学びました。

　当時は中医学習得が目的で鍼灸までは到底無理と思っていたのですが、こんなんで（鍼を一本、ピッと刺すだけで）治るんだ！　と言うのを見て、また自分でも治療を受けて感じ、鍼とはこんなに効くのか！と失礼ながら本当に驚きました。さらに新風先生の指導を受けてきた先輩達も素晴らしい方ばかりで、たいへん優れた治療をされていました。私の迷いはなくなりました。すぐに現在新風先生が主催する鍼灸学術

研究会に所属し、研鑽を積んできました。常に「なぜ、何のために」と、問診や体表観察、弁証、選穴それぞれの理由を問われ、逆にその理由や病態を明確に示して頂きました。驚くほどシステマティックです。おかげで現在は鍼灸も合わせて漢方診療を実践するようになりました。私の選択に間違いは無かったと思っています。

　この書籍は鍼灸学生の富里くんのおかげで、新風先生の指導法、治療法がわかりやすい言葉で引き出されています。難しいところは問い直して、と初学者への配慮がすばらしい。「技術をどう伝えるか？」言葉では表現しにくい感覚的な部分についても、長年指導されてきた新風先生ならではの的確な言葉で表現されています。これほど丁寧に治療への過程を記述した書籍は他にないのではないでしょうか。新風先生の治療法そのものを知ることができる一冊とも言えるでしょう。鍼灸に興味を持ったという初学者から実践を積まれている先生方まで、自信と納得感を持って鍼灸臨床に取り組むための必須の書としてお勧めいたします。

　「馬を水辺に連れて行っても、水を飲ますことは出来ない！」と、学びが足りない私達に喝を頂いたことがありました。新風先生のこんな熱い思いが詰まったこの書籍は皆様を水辺まで導いてくれることと思います。読んでいると喉も渇いて、早く患者さんの話を聞きたい、ツボの出方は、鍼を…、と自然と学びを深めたくなること間違いなしです。共に学びましょう。

タケモトクリニック院長　竹本 喜典

はじめに

　僕の名前は富里雄太。とある鍼灸学校に通う、どこにでもいる普通の鍼灸学生です。僕は小さい頃からよく体調を崩し、毎月のように39度や40度の高熱を出していました。そんな僕も鍼灸治療を受け始めてから、身体が根本的に変わっていき、ほとんど風邪知らずの身体になりました。身体も軽くなり、頭も冴えて、気分も良くなっていきました。身体に鍼を刺しただけでこんなにも大きな変化を起こせる、という鍼灸の神秘性に取り憑かれた僕は、鍼灸を学ぶために専門学校に通い始めました。

　学校での勉強量は思っていたよりも多く、初めは面を食らっていました。それでも新しいことに出会える日々に胸を躍らせて、楽しみながら勉強に取り組みました。一方で、少しずつ学校に慣れてくるにつれて、学校で教えられていることに違和感を覚え始めました。それは、**理論ばかりが先行していて、臨床や実践に繋がっていなかった**からです。もちろん実技の授業はありますが、実技で学ぶ内容と東洋医学概論の授業で学んだ理論は、全くと言っていいほど繋がっていません。**授業で学んだ理論をどのように活かせばいいのか、どうやって治療を組み立てればいいのか、がさっぱり分かりませんでした。**「なぜそこに刺すのですか？」という質問にも「なんとなくここだと思ったから」と答える先生もいます。平凡な僕では先生の意図が理解できず、なかなか優れた治療を再現できません。クラスメイトを治療しても思うように効果をあげることもできず、悪戦苦闘していました。

　一方で、学校を卒業したばかりの先輩は日々患者に立ち向かい、臨床

経験を積んでいます。そんな中で、治療で良くなる患者さんもいれば、良くならない患者さんもいる、と先輩は言います。しかし、良くならない場合にその理由が分からず、理論的に分析することもできない。手探りでいろんな選択肢を試してはみるものの、やっぱり上手くいかない。「治療方式自体が間違っているんじゃないか？」と疑心暗鬼になってしまい、結果として自信を持って治療できず、完治にも導けず、患者さんに申し訳ない気持ちだった、というお話を伺いました。「**臨床現場でとにかく実践経験は積んでいるものの、それに紐づく理論が抜け落ちているような感覚だ**」と先輩は言います。「**このままでいいのか？**」**と自分の治療に納得感と自信が持てず、新しい患者さんが来ても「治せなかったらどうしよう」と不安に襲われる**ことも少なくない、とおっしゃっていました。

　この話を聞いて、学生には理論に紐付く実践が欠落し、卒業後の若手鍼灸師には実践に紐付く理論が欠落し、片手落ちになっていると感じました。つまり、**理論と実践が分断されている**ということです。鍼灸業界にはたくさんの流派があって、それぞれの言っていることに少しずつズレがあることは、学生でも分かります。それでも、**鍼灸は医学であるはず**です。なので、確固とした理論がない状態で実践するのは危険ですし、実践で使えない理論に意味はありません。**実践に紐付く理論と、理論を踏まえた実践が不可欠**です。その２つがないことにはいつまで経っても、鍼灸治療に納得感を持つことはできません。結果として、自信を持って患者さんに治療できるようにはならないのではないか、と僕は思いました。

　そこで、僕はある先生にインタビューさせてもらうことにしました。大阪の藤本玄珠堂で院長を務める、藤本新風（ふじもとしんぷう）先生です。新風先生は**学会でも多数の発表実績があり、論文も執筆**しています。ご自身が主催する**鍼灸研究会では代表を務め**、さらにご自身の治療

はじめに

院で**30年間の臨床経験の中で17万人以上の患者さんを治療**しています。卓越した臨床経験を治療理論に落とし込み、その治療理論をさらに臨床に活かし、鍼灸医学の発展に尽力しています。さらに、それを後世に伝えるための教育活動にも取り組んでいます。まさに**理論と実践を行き来し、それを言語化して教え広めておられる先生**です。鍼灸医学における理論と実践の分断について、お話を伺うにはぴったりの先生でした。藤本新風先生へのインタビュー内容をまとめ、鍼灸医学のあるべき姿を理論と実践の両面から明らかにすることが、この本の目的です。これまでにはなかった初めての書籍です。

　第１章の「鍼灸医学が真の医学であるために」では、鍼灸を医学として成り立たせるために、主観性を重視しつつも客観性を高めることが重要である、と新風先生は言います。「病を治せないなら医学とは呼べない」、「医学は稀有な天才だけが実践できる名人芸ではいけない」という鋭い言葉が飛び出します。医学が持つべき要素である「検証可能性」と「再現性」という２つの観点から、鍼灸が医学として成り立つための条件を明らかにします。また、東洋医学が持つ「治未病」の意義を打ち出し、西洋医学に対する代替医療としての鍼灸ではなく、真の医学としての東洋医学のあるべき姿を新風先生が詳しく説明します。

　第２章の「学校では教えてくれない鍼灸医学の３つの思考」では、鍼灸治療を診察・診断・治療の３つのステップに分けて、必ず守るべき考え方を明らかにします。「診察」は主観的な感覚を用いて行うからこそ、客観性を高めるために異なる特長を備えた診察技術を複数用いることが重要になります。「診断」では病気の原因を特定するために、三次元的な画像ではなく、時間の概念を加えた四次元的な動画として、患者の病態を把握することが必要です。最後のステップである「治療」では、治療点を少数に絞ることで、治療効果の有無を明確にし、診察と診断を最大限に活かすシンプルな治療を実現することが要点となります。学校では

教えてくれない超重要トピックが満載です。

　第3章の「過去も含めた病態把握の鍵である『問診力』を磨き上げる」では、大前提として問診を行う必要性について明らかにします。問診は過去も含めた病態把握の鍵になりますが、①人間理解、②時系列を含めたストーリーベースの病態把握、という2つの観点から、問診を行うべき理由を新風先生が詳しく説明しています。そして、問診以前に診察・診断・治療において、鍼灸医学の理論が必要になります。新風先生は、学校でも学ぶ「現代中医学」を治療理論のベースとしています。現代中医学を用いる理由も含めて、鍼灸医学における理論の正体を明らかにします。そして、問診で必ず聞くべき8つのポイントについて、具体例を交えながら新風先生が分かりやすく解説しているので、臨床でもすぐに活かすことができます。

　第4章の「多角的に病態を把握する10の体表観察技術」では、顔面診、顔面気色診、爪甲診、舌診、脈診、腹診、背候診、原穴診、井穴診、尺膚診などの多面的な体表観察技術について、明らかにします。一つ一つの技術の特性や具体的な診察方法だけでなく、それらの繋がりや臨床での活かし方についても、新風先生が分かりやすく解説しています。さらに、初めは誰もが頭を悩ませる「経穴の虚実の見極め方」についても、事細かくご説明いただきました。そもそも、なぜ経穴に虚実の反応が出るのか、という根本的な考え方を知ることができ、ツボの見方が大きく変わります。

　第5章の「病因病理と6つの弁証法で、的確な治療を実現する方法」では、患者さんの病態を病因病理として把握することが必要だ、と新風先生は言います。病因病理とは、動画で病態を把握する考え方で、一時点を切り取った3次元ではなく時間の流れも含めた4次元で、病態を把握することで病の根本原因を明らかにします。その上で、八綱弁証、臓

はじめに

腑経絡弁証、気血津液弁証、病邪弁証、空間弁証、正邪弁証の6つの弁証法について、それぞれの特長、証明方法を新風先生が詳しく解説しています。これらの弁証法を使い分けることで、より的確に病態を把握できるようになります。また、弁証に合わせて治則治法を立てることで、よりシャープに、より安全な治療がたった一穴で実現できるようになります。

　第6章の「体への負荷を最小限に抑えながら大きく気を動かし患者を治す4つの治療技術」では、毫鍼、打鍼、古代鍼、調えの灸について新風先生が解説しています。それぞれの具体的な治療法に加えて、患者さんの気の動きや太極の大きさに合わせて、これらの技術を使い分ける方法についても明らかにします。元気な方を治療する場合だけでなく、小児や高齢者、難病と呼ばれる疾患をお持ちの患者さんなど多岐に渡る患者さんを治療する時に、より安全に治療する方法についても、新風先生が自身の臨床経験をもとに解説してくれています。経穴の虚実に合わせた補瀉の調整法など、なかなか他では聞くことのできない内容が目白押しです。

　第7章と第8章の「鍼灸の名医は何を診て、どう治療するのか？」では、第6章までで学んできた内容を活かして、実際に患者さんを治療するプロセスを辿りながら、新風先生と一緒に考えていきます。慢性関節リウマチと腰痛の症例を通して、理論をフル活用しながら治療穴を絞っていく流れや、さらには効果判定の方法に至るまで、新風先生が余すことなく解説しています。問診情報も細かく記されているので、実際にどのような情報をどのような粒度で拾っていけばいいのか、という具体的なイメージを膨らませることができます。それに合わせて、体表観察所見や病因病理チャート、弁証、治則治法、選穴までを実際の臨床で活かすためのヒントが散りばめられています。

第9章の「患者を救い続ける鍼灸医になるための最短コース」では、ここまで学んできた内容を技術に落とし込むために最も効率的な方法について、新風先生が解説します。現代中医学や多面的体表観察は学びやすく、技術的にも身につけやすいという面はあります。それでも、やはり技術は実践を通して身につける必要がありますし、自分の間違いを修正していく必要があります。しかし、自分1人ではなかなかその間違いに気づくことができません。その中で、効率的に技術を身につけて、患者を救い続ける鍼灸医になるための最短コースについて、新風先生がアドバイスしてくれています。しかも、本を最後まで読んだ人だけに、プレゼントもあるとか…?

　このような内容を鍼灸の名医に徹底的に質問し、鍼灸医学の理論と実践について明らかにしました。学校では教えてくれない目から鱗の内容で盛り沢山です。ぜひ楽しみながら読み進めてください。

目　次

- 3　推薦の辞
- 5　はじめに

第1章　鍼灸医学が真の医学であるために

- 21　1. 鍼灸治療における主観性と客観性
- 22　2. 主観的な感覚だけでは鍼灸が医学になり得ない2つの理由とその根拠
- 23　3. 鍼灸が医学として発展し続けるためのたった一つの必須条件
- 24　4. 検証可能性：治療効果を評価し、より良い治療を実現する
- 25　5. 再現性：理論と実践の両輪で、治療の腕がドンドン上がる
- 28　6. 真の医学に携わる鍼灸師に求められること
- 29　7. 西洋医学にはない「治未病」と東洋医学が持つ重要なコンセプト

第2章　学校では教えてくれない鍼灸医学の3つの思考

- 35　1. 鍼灸治療の3つのステップ：診察・診断・治療
- 36　2. 診察では、違う特長を持った診察技術を複数用いる

38	3. 複数の診察技術の習得が、一つの診察法に秀でるよりも簡単な理由
39	4. 診断の目的は、病症を引き起こしている原因を明らかにすること
41	5. 診断では病態を"動画"として把握することで、病の原因を突き止める
43	6. なぜ治療でたくさんの経穴に鍼を刺してはいけないのか？
46	7. 複雑な手技をやめて、治療をシンプル化する重要な目的

第3章
過去も含めた病態把握の鍵である「問診力」を磨き上げる

51	1. 問診と体表観察の決定的な違い：過去と現在
52	2. 問診でしか掴めない２つの重要ファクター
55	3. 現代中医学が鍼灸臨床で強力な武器になる５つの理由
59	4. 現代中医学の欠点に対処しながら、メリットを最大限に活かすためのヒント
60	5. これだけは絶対に外せない！　どんな時でも問診で確認すべき要素
61	6. 発症時期を知り、患者さんの生活面での問題点を導き出す方法
64	7. 病の原因を特定し、病態を明らかにするためのたった一つの秘訣
66	8. 絶対に知っておくべき、痛みの鑑別に重要な二つの分類
68	9. 患者の話から真意を掴み、病の原因を特定するインサイト
69	10. 増悪・緩解因子を知り、病因のウェイトを明確にする方法
70	11. 現病歴と既往歴から、多くの病を同時に治すポイントを見抜くコツ
71	12. 家族歴と因時制宜にみる、家庭内の価値観や生きた時代が患者の病態を慢性化させる背景

目 次

72　13. 家族構成や七情の乱れが、身体に及ぼす大きなインパクト

第4章
多角的に病態を把握する 10種類の体表観察技術

77　1. 体表観察で必ず守るべき2つの大前提：順序と治神
80　2. 望診の4つの側面「神・色・形・態」から、病状を大きな視点で把握する
82　3. 顔面診：感情の変化が表れる唯一の部位を診察するコツ
83　4. 顔面気色診：顔を見て、予後の良し悪しを判断するヒント
86　5. 爪甲診：爪を見て、流注する臓腑経絡の異常を見抜く方法
88　6. 舌診：寒熱虚実や三焦の異常を見極める4つのポイント
91　7. 脈診：鍼の腕を上げるために、絶対的な信頼が置けるモノサシの秘密
97　8. 腹診：腹部を全身の縮図として空間的な気の偏りを見破る技術
102　9. 背候診：臓腑の虚実と病の慢性度を把握し、治療方針に結びつけるスキル
107　10. 原穴診：経絡経筋の状況を把握し、病の即座な軽快を狙う強力な武器
111　11. 井穴診：一番浅いツボから、一番深い臓腑の状況を覗き込む秘訣
114　12. 尺膚診：空間的な気の偏在を明確にし、最も効く一穴を導き出す方法
117　13. 8つのツボの分類から経穴の虚実の見極め、病態を多角的に掴むテクニック

第 5 章
病因病理と6つの弁証法で的確な治療を実現する方法

127	1. 鍼灸医学を実践する上で、絶対に押さえておくべき必須条件
129	2. 過去の名医たちの知恵を借りるために、まず診断で行うべきこと
130	3. 弁病で病態と根本原因を明確にし、複数の病を一網打尽にする方法
132	4. 臨床鍼灸師として、最低限押さえておくべき西洋医学的な観点
134	5. 鍼灸医学の診断における「証」と「病因病理」の根本的な違い
136	6.「病因」という言葉が持つ、根源的な意味合いを問い直す
138	7. 患者さんとの関係性を大切にしながら、一番深い病因に辿り着く近道
140	8. 病にあった弁証法を用いることで、病の本質を把握するヒント
142	9. 八綱弁証：表裏・寒熱・虚実を明らかにし、大きな治療の方向性を決定する技術
144	10. 臓腑経絡弁証：問診情報と体表観察情報を組み合わせて、臓腑と経絡の異常を見極める方法
150	11. 気血津液弁証：生理物質の観点から身体の異常を炙り出し、シャープな治療を実現する秘訣
156	12. 病邪弁証：六淫や内生五邪の状況を読み取り、病因を究明するポイント
159	13. 空間弁証：上下・左右・前後で気の偏りを分析し、全身のバランスを整える極意
164	14. 正邪弁証：虚実のウェイトと標本主従を明確にし、治療方針を固める要点
173	15. 外感病の病態を明らかにする弁証法を、内傷雑病の鑑別に活かすための手掛かり
175	16. 治則治法を明確にし、より安全に最速で治癒に向かわせる技術

179　17. 穴位効能と選穴から、最も大きい効果が期待できる一穴を見極める秘密
183　18. 治療の効果判定を行い、効率的に技術を向上させるために必要なプロセス
186　19. 日々の生活を改善し、患者と共に病を治す養生指導の3つのコツ

第6章
体への負荷を最小限に抑えながら大きく気を動かし患者を治す4つの治療技術

193　1. これだけは手放せない！　鍼灸の名医が愛用する4つの治療技術
193　2. ほとんどの鍼灸師が見落としている「管鍼法」の致命的な欠点
195　3. 鍼管を使わずに、経穴の変化を感じ取りながら切皮・刺入を行う「撚入鍼法」の極意
200　4. 刺鍼に必要不可欠な「衛気を感じ取る技術」を体感しよう！
202　5. 複雑な手技をせずとも、たった一穴に置鍼するだけで効かせられる原理
203　6. 刺入せず太い鍼を木槌で叩き、震動で治療する夢分流打鍼術の真実
206　7. なぜ現代は敏感な人が多いのか？　鍼灸師が打鍼を身につけるべき時代背景
207　8. 打鍼に用いる鍼と木槌で、初心者におすすめの素材とは？
209　9. 古代鍼を翳すだけで、大きな効果をあげられるメカニズム
210　10. 打鍼と古代鍼が持つ決定的な違いと、その使い分けの道筋
212　11. 陰陽論にみる「調えの灸」の目的と治療に有効な理由
214　12. 調えの灸を臨床応用するための6つの手掛かり
216　13. 4つの治療技術を患者の状態に合わせて、使い分ける基準の置き方
217　14. より安全に効果的な治療を実現する補瀉の戦略

221	15. 目の前の患者に最適な刺激量を見抜くには？
224	16. 鍼の太さが身体に及ぼす影響と番手選びのガイドライン
225	17. 病態に合わせて置鍼時間を決定するために必要な４つの観点

第7章 鍼灸の名医は何を診て、どう治療するのか？ 症例解説①「慢性関節リウマチ」

231	1. 慢性関節リウマチに鍼で挑み、狙い通りの効果を上げる臨床応用術
234	2. 月経や痛経の情報から瘀血の状態を把握し、病因に結びつけて考える思考法
236	3. 手術が及ぼす身体や生活習慣への影響を見極め、治療に活かす方法
238	4. なぜ多くの鍼灸師は陰血の消耗を見逃して、治療に失敗してしまうのか？
240	5. 病理現象＝生理現象？ 症状を止めてしまうことで、体調が悪化する背景
241	6. 一見関係のない漢方治療の結果を、鍼灸臨床の弁証に活かす視点
244	7. 天人合一思想にみる、天気が身体に及ぼす大きな作用
246	8. より確かな弁証を目指すために「不変因子」を確認すべき理由
247	9. この所見はどの弁証に活かす？ 多角的に見て判断材料を適切に取り扱う技術
249	10. 虚実の判断の精度を高め、より安全かつ効果的な治療を実現するための７つのアプローチ
251	11. 食べる時間帯で身体への影響が変わる？ 飲食が身体に及ぼす重大な影響力
253	12. 体表観察情報から問診情報の裏付けを取り、確かな弁証に結びつける
256	13. 心のツボに肝の反応が出る？ 素問からヒントを得て背候診

258	14. 脈診で空間的に病態を把握し、シャープな弁証を導く診察力
259	15. 弁証の所在を明確にし、行うべき弁証法を確定するファーストステップ
263	16. 八綱弁証で表裏寒熱を見誤らないために、必ず押さえておくべきポイント
265	17. 臓腑経絡弁証と気血津液弁証の深い関係性と使い分けに重要な観点
268	18. 空間的な気の偏在を多面的に見極め、治療の精度を劇的に高める方法
270	19. ウェイトの大きい病理から順番に治療して、致命的な失敗を犯してしまう根本的な原因
272	20. たった二穴で慢性関節リウマチが劇的に改善し、翌日には痛みが0になる？ 名医が行う鍼灸治療の秘密

第8章
鍼灸の名医は何を診て、どう治療するのか？ 症例解説②「腰痛」

279	1. 名医からの挑戦状！ 腰痛の症例から病因病理や弁証、治療方法を導き出せ！
284	2. 肉体的負荷と睡眠が腎に及ぼす影響と、腎虚の程度を見極める一つの視点
286	3. なぜ気を張ると、痛みを感じづらくなるのか？ 肝の働きにみる痛みの感じ方の違い
291	4. 弁証する上で絶対に押さえておくべき、病因と病理の決定的な違い
292	5. 弁証の対象となる病理は、主訴にフォーカスして特定する
294	6. 標本主従を明確にし、その場にあった的確な治療を実現する具体的な方法論と効果判定の極意

第9章 患者を救い続ける鍼灸医になるための最短コース

- 299　1.真剣勝負の臨床現場で活かせる技術に落とし込む、たった一つの手段
- 300　2.鍼灸医学の理論と技術を習得するために、最適な環境が備える5つの条件
- 302　3.患者を救い続ける鍼灸医になるための最短コース

- 305　終わりに

第 1 章

鍼灸医学が
真の医学であるために

1 鍼灸治療における主観性と客観性

富里雄太（以下：富里）：それでは、さっそくお話を伺っていきます。藤本新風先生、よろしくお願いします。

藤本新風（以下：新風）：こちらこそ、よろしくお願いします。

富里：まず新風先生に伺いたいのは、学校で学んでいる学生や卒業後すぐの若手鍼灸師たちが、鍼灸治療の理論と実践との間で迷走している現状についてです。学生には理論に紐づく実践が、若手鍼灸師には実践に紐づく理論が抜け落ち、学習や臨床で苦戦している人が僕の周りには多くいます。この現状について、新風先生はどのようにお考えですか？

新風：そもそも理論とは何か、実践とは何か、という問題はありますが、その前に「医学としての鍼灸のあるべき姿」について話したいと思います。

富里：医学としての鍼灸のあるべき姿ですか？

新風：そうです。**鍼灸治療では患者の病態を把握し、治療点を探り、実際に治療をする上で、感覚が非常に重要**です。四診の「望診・聞診・問診・切診」のうち、問診以外は特に感覚を生かした診察です。

富里：パッと見た印象や声や匂い、身体に触れた時の感覚で病態を把握するなど、多くの診察は主観的な感覚に依存しています。学校でも、感覚を磨くために色んな練習法を教えていただいています。

新風：鍼灸治療において感覚はとても大切なのですが、**感覚だけに頼っ**

て治療を進めると主観的な治療に陥ってしまいます。そのような治療を行う鍼灸師が、日本には数多くおられるように感じています。しかし、**鍼灸が医学として成り立つためには、主観性を重視しつつも客観性を高めることが必須条件**です。そうしなければ、治療を客観的に評価することが難しくなるからです。

2 主観的な感覚だけでは鍼灸が医学になり得ない2つの理由とその根拠

富里：客観的に評価できない鍼灸治療は、なぜ医学になり得ないのですか？

新風：まず客観的に評価できなければ、**より良い治療方法について検討・反省することができないので、治療体系を深化させることが困難になるから**です。

富里：そうなると、これまで治せなかった疾患が治せるようになる、といった治療技術のレベルアップが難しくなりますね。

新風：そして、**他の治療家が同じように治療することも難しくなるので、治療技術が多くの人に広まりません。**たとえ一部の天才的な治療家がどんどん患者さんを治していたとしても、自身の鍼灸治療において客観性を高めることができなければ、その個人が亡くなってしまうことで治療技術自体も途絶えてしまい、医学としての発展は見込めません。

富里：主観のみを重視した鍼灸では治療技術として深まらないし、他の人にも広まらない。結果、どれだけ優れた治療技術であっても、長続きせずにいずれ消えていってしまいます。学校にも天才的な治療家の先生

はいらっしゃいますが、そういった先生のように自分もできるようになるのかというと、全く想像がつきません（笑）

新風：実際のところ、中国伝統医学の大部分や現代中医学も鍼灸ではなく湯液、つまり漢方薬療法を中心にまとめあげられています。なぜそうなっているかというと、漢方薬は鍼灸に比べて定量化しやすいという面があるからです。つまり、客観性の高い医療だからこそ発展してきた事実がある、と言えると思います。

富里：客観性の高いものだったからこそ、古くから発展し続け、現代まで残り続けてきたのですね。

3 鍼灸が医学として発展し続けるためのたった一つの必須条件

富里：逆に言えば、鍼灸治療でも客観性を高めることができれば、もっと発展して、残り続ける可能性があるということですよね？

新風：そういうことです。主観性を重視しながらも客観性を高めることができれば、治療を検証することができます。さらに一部の天才だけでなく、多くの治療家が実践しやすく再現性の高い治療にもなります。その結果、治療家同士でより良い治療方法について議論することができ、治療体系自体の深化が進むことで、より多くの治療家がより多くの患者を治せる状況を作ることができます。

富里：多くの治療家が実践できれば、一部の個人が亡くなったとしても治療体系は残り続けます。

新風：その通りです。治療体系は残り続け、更新され続けることで、医学として発展し続けることが可能になります。名人がおられるのは良いことですが、**医学・医療は感覚だけを頼りにした名人芸ではいけません。**多くの人が実践できるからこそ、医療実践を通じて医学は発展していきます。そのために、客観性を高めることが必須条件なのです。

富里：特に**鍼灸は主観的な感覚を使って行う治療技術だからこそ、意識的に客観性を高める努力が必要になる**わけですね。鍼灸が医学として成り立つためには、主観性を重視しつつも客観性を高めることが必須条件だというお話ですが、どのように客観性を高めていけばいいのでしょうか？

新風：そもそも客観性とは、誤解を恐れずに簡単な言葉で言えば「誰でも分かる、誰でもできる」ということですが、私は鍼灸治療における客観性には2つの要素があると考えています。それは「検証可能性」と「再現性」です。

検証可能性：治療効果を評価し、より良い治療を実現する

富里：検証可能性と再現性ですか。まず、検証可能性から詳しく聞かせていただけますか？

新風：医学の大前提として、**行った治療が正しい治療だったのかどうかを検証できることが重要**です。これを検証可能性と言います。もし治療が効かなかった場合に**治療内容を検証できなければ、改善もできません**。改善できなければ、病を治すことはできません。**病を治せないなら、そもそもそれは医学とは呼べません。**

富里：病を治せないなら、医学とは呼べない…。厳しいですが、それが現実ですよね。行った治療が正しい治療だったのかどうかを検証するにはどうすればいいのでしょうか？

新風：**治療を検証・評価するには、実践に紐づく理論が必要不可欠**です。それがあるからこそ、その**治療がなぜ効いたのか・なぜ効かなかったのかが明確になります**。治療が効かなかった場合に、その理由を突き止めることができれば、反省して改めることができます。そうすると、患者さんを治せるようにもなっていき、医学としての鍼灸に取り組めるようになります。そこまでいけば、必然的に治療に納得感と自信が持てるようになっていきます。

富里：理論と実践は繋がっているべきだ、と漠然と感じていましたが、「何のために？」と考えたことはありませんでした。治療を検証するためにも、理論は必要なのですね。

新風：もちろん、理論は治療の検証にも必要ですが、治療を組み立てる上でのベースとなる考え方や具体的な方法論を提供してくれるものでなければなりません。それが次の「再現性」に繋がります。

5 再現性：理論と実践の両輪で、治療の腕がドンドン上がる

富里：鍼灸治療において、客観性を高めるために検証可能性ともう1つの要素である「再現性」について、詳しく教えてください。

新風：先ほどもお伝えした通り、医学は、稀有な天才だけが実践できる名人芸ではいけません。逆に言えば、**きちんと学べば多くの人が実践で**

きることが重要になります。それが、再現性です。

富里：再現性がなければ、どんな名人芸も一代限りで立ち消えになってしまいます。この再現性のためにも必要なのは、やはり理論なのでしょうか？

新風：正確には、理論と実践の両輪です。私はよく「学術」という言葉を使いますが、その言葉が意味する「学問」と「技術」の両方が必要になります。学問が理論に、技術が実践に紐づきます。

富里：つまり、**理論だけでもダメ。実践だけでもダメ。実践で使える地に足ついた理論と、その理論をベースとした実践の両面が必要**ということでしょうか？

新風：その通りです。実践で使える確固とした理論があれば、理論をもとに実践で治療効果を上げることができるし、実践で上手く治療効果を出せない場合は理論に立ち返ることで、治療方針を修正できます。

富里：新風先生がおっしゃることはよく分かるんですが、理論と聞くと難しそうというか、学ぶのが大変そう…。

新風：実は全く逆なのです。**理論がない状態で学ぶ方が、圧倒的に難しいです。実践で使える確かな理論であれば、学べば学ぶほど自然と腕が上がっていきます。**

富里：僕も学校の先生になぜそこに治療したのかを質問して、「なんとなくここだと思ったから」と言われた時には、どうしたらいいのか分からなくなり絶望しました（笑）　それが理論がない状態だとするなら、理論はある方が断然いいです。

新風：実践で使える確固とした理論があれば、根拠を持って治療できます。治療経験を積んで「これでいいんだ」と思えると、自信もついてきます。ですが、今の日本鍼灸は理論と実践が繋がっていないものが多い、と言わざるを得ません。理論のための理論、実践のための実践で終わっているものも多いですが、それでは医学とは呼べません。

富里：実践で使える確固とした理論をベースとした治療方式であれば、医学としての必要条件である検証可能性と再現性が担保される。そして、学べば学ぶほど力をつけられる。そういうことですか？

新風：はい。学べば学ぶほど、ドンドン治せるようになるので、「自分は本当にこの治療方式で治療していて大丈夫なのか？」と疑心暗鬼になることもありません。日本には色んな鍼灸の流派がありますが、「実践で使える確固とした理論があるかどうか」を基準にどこで学ぶかを決めるのがいいと思います。

	感覚だけに頼った主観的な鍼灸	理論も踏まえた客観性の高い鍼灸
検証可能性	一部の天才のみ評価可能	多くの人が評価可能
再現性	一部の天才のみ再現可能	学びやすく再現しやすい
治療の改善	改善が困難	改善しやすい
継続性	一代限りで終了	いつまでも存続し続ける
技術向上	技術向上の方法が曖昧	学べば学ぶほど技術が身につく
発展性	医学としての発展は見込めない	医学として発展し続ける

6 真の医学に携わる鍼灸師に求められること

富里：実践で使える確固とした理論が重要だということは、話を伺いながら理解できました。じゃあ、その理論とは一体どういうものなのでしょうか？

新風：そうですね、理論の具体的な話に移っていきたいのですが、その前に私たちが取り組んでいる東洋医学について、ここで改めて考えてみたいと思います。そもそも東洋医学が日本でどういう立ち位置にあったのか、富里くんは知っていますか？

富里：視覚障害者の鍼灸師が江戸時代に活躍した、というくらいは知っていますが。あとは、明治時代あたりに日本に西洋医学が入ってきて、そのタイミングで東洋医学は弾圧されてしまったという話を聞いたことがあるような…？

新風：その通りです。西洋医学が日本における正規の医学となったのは明治以降のことで、ほんの150年くらいのことです。じゃあそれまでの間、医療はどうなっていたのかというと、**明治以前の何千年もの間、日本で患者を救ってきたのは鍼灸医学や漢方医学**なのです。つまり、日本人にとっての真の医学は、そもそもは東洋医学なのです。当時の鍼灸や漢方はまさに王道の医療であって、鍼灸医や漢方医が医療の柱だったわけです。

富里：今となっては、東洋医学を医療のメインストリームとして考える人はほとんどいません。体調が悪くなったらまず病院、というのが一般的な考え方になっています。

新風：今の状況には、私自身強い問題意識を持っています。本来真の医学であった東洋医学は、現在西洋医学に対する代替療に成り下がっています。鍼灸の受療率も非常に低いです。そして、あまり大きな声では言えませんが、鍼灸研究会の代表を務めるような鍼灸師ですら、病気に罹った時に鍼灸で治すのではなく、まずは病院に行く、というような情けないことが普通に起こっているのが現状です。

富里：学校の先生の中にも東洋医学を諦めているような先生もいる、と聞いたことがあります。「鍼と灸を使えば、全て東洋医学だ」という主旨の話をする先生もいます。もちろん、全ての学校、全ての先生に当てはまる話ではありませんが。

新風：もし学校や教員からそのように教わっているなら不憫に感じますが、やはり東洋医学に関わるものとして、**我々鍼灸師は「真の医学に取り組んでいるのだ」というプライドを持って、鍼灸に取り組むべきだ、**と切に思います。

7 西洋医学にはない「治未病」と東洋医学が持つ重要なコンセプト

富里：一方で、西洋医学が良いのかというと学校で学んでいる限り、原因不明とか治療方法がないとか、そんな病気も山ほどあります。感染症に対するワクチンの副作用なども問題視されつつあります。

新風：だからこそ、東洋医学の出番です。そもそも**本来医療として目指すべきは、「未だ病まざるを治す」ことであり、病気にならない身体へ**

導くことにあります(※1)。これは2000年も前から『黄帝内経素問』に書かれていることです。しかし、西洋医学では病名が付かなければ薬を処方することも、治療することもできません。つまり、病気にならない身体作りには西洋医学は、今のところ無力であるように感じます。

富里：「未だ病まざるを治す」というのは、東洋医学でよく言われる「治未病」の話ですね。西洋医学は病名なしでは治療できないとはいえ、新風先生は西洋医学自体を否定しているわけではないですよね？

新風：西洋医学にも外科手術など、緊急時にはとても頼りになる治療技術があります。なので、もちろん西洋医学を完全に否定しているわけではありませんし、病に苦しむ患者さんのためには東洋医学と西洋医学は協力すべきだと考えています。特に、**西洋医学は既病や形態的な疾患に、東洋医学は未病や機能的な疾患により適している**、と言えると思います。

富里：交通事故などで怪我を負った場合は西洋医学で、そもそも病気にならない身体作りや形態的な異常はなくとも患者さんが苦しんでいる場合は東洋医学で、という感じで棲み分けるのですね。

新風：それぞれの医学の特性から、養生にも長けている東洋医学に普段から馴染みつつ、どうしようもない場合に西洋医学のお世話になるのが理想的だと考えています。また、**東洋医学は病ではなく「人を診る」という特長もあります。**西洋医学で手に負えない既病や形態的な疾患であったとしても、個々の患者さんの人生に寄り添い、最期まで人としての人生を全うすることに貢献できることも多々あります。そして、**西洋医学が医学であるように、東洋医学も正真正銘の医学である**ということを

※1：『素問』四気調神大論：「聖人不治己病治未病」

強調しておきたいと思います。

富里：東洋医学が正真正銘の医学であること、胸に刻んでおきます。そして、真の医学に取り組んでいるんだという自覚を持って、病ではなく「人を診る」という意識を忘れず、鍼灸治療に取り組みたいと思います。

新風：なんだか、熱が入って説教臭くなってしまいましたね（笑）　それでは、鍼灸が医学であるために必要な理論と実践の両輪について、もっと具体的な話をしましょう。手前味噌ですが、これははっきり言って一生役立ちますよ。

富里：楽しみです！　ぜひお願いします。

第 2 章

学校では教えてくれない
鍼灸医学の3つの思考

1 鍼灸治療の３つのステップ：診察・診断・治療

富里：それではいよいよ、理論と実践の両輪を備えた医学としての鍼灸について、具体的なお話を伺いたいと思います。まずは、理論について詳しく教えていただけますか？

新風：わかりました。まず鍼灸治療は大きく３つのステップに分けることができます。その３つのステップとは、①診察、②診断、③治療です。

富里：３つ目の「治療」は分かりますが、「診察」と「診断」は何が違うのでしょうか？

新風：簡単に言えば、**「診察」はデータ収集、「診断」はデータ分析**です。つまり、**患者さんの情報を四診によって集めてくるのが「診察」**で、**診察を通して集めた情報をもとに治療方針を決めるのが「診断」**です。診断で決定した治療方針をもとに最後に治療を行う、という流れです。

富里：なるほど。当たり前のようですが、これまであまり意識したことがありませんでした。

新風：まとめて扱うのは難しいので、この３つのステップに分けて鍼灸に対する考え方をお伝えします。これを知っているだけで、鍼灸治療に対する考え方はかなりシャープになります。

富里：気になります！　さっそく教えてください。

2 診察では、違う特長を持った診察技術を複数用いる

新風：それでは、まずは診察からお伝えします。先ほどもお伝えした通り、**診察とはデータ収集**を意味します。この診察でのポイントは、鍼灸の診察は感覚を駆使して行うので、**客観性を高めるためにも多面的観察を行う必要がある**ということです。

富里：多面的観察、というのは具体的にはどういうことですか？

新風：**違う特長を持った診察技術を複数用いる、**ということです。

富里：例えば、脈診をして、舌診をして、腹診をして、というようなイメージでしょうか？

新風：まさにそうです。学校でも教わっているかもしれませんが、脈診のみや腹診のみで治療方針を立てて治療する流派も多いです。しかし、多面的に診察せずに部分的な身体の状態だけで判断するのは、よほどの名人でない限り難しいでしょう。

富里：学校で脈診や腹診は教わりますが、難しくて苦労しています…。

新風：**1つの診察法に頼り切りの場合、難易度が上がるだけでなく、誤診の原因にもなります。**誤診をしてしまうと、間違った治療に繋がることは言うまでもありません。さらには、治療内容も固定的になる可能性もあります。**多面的に診察を行う方がより正確に身体の状態を捉えることができるので、幅広い患者に対して、より安全に、より効果的な治療ができる**ようになります。

富里：学校の実技の授業でも、学生の具合が悪くなったりすることもあります。僕も学校で治療を受けた日に気分が悪くなったり、夜に眠れなくなったりしたこともありました。そうした経験から、**「いかに効果を上げるか」も大切ですが、「いかに安全に治療するか」という観点も同じくらい重要**だと僕も感じます。

新風：高齢の患者さんや重病の方などは特にそうです。慎重にいろんな角度から診察して情報を集めることなしに、治療を行うのは危険です。少しの刺激でも身体の状態に大きく影響してしまうので、命に危険が及ぶことも少なくありません。

富里：一晩寝られないくらいで済んでよかった（笑）

新風：しかも1つの診察法だけで感覚を使って治療方針を決めるとなると、どうしても客観性を担保することが難しくなります。つまり、議論ができなくなります。**主観的な感覚を用いるからこそ、客観性を保つために多面的な診察を行う必要性が生まれる**のです。客観性を担保できなければ、医学ではなくなってしまうので。

富里：複数の診察法を使えば、「脈診でこういう所見があるなら、腹診はこうなっているはずなのに、なぜそうじゃないのか？」というふうに議論ができるわけですね。

新風：その通りです。そうすることによって、みんなで実践可能になります。たくさんの人を巻き込むことでより医学の研究も進むので、治療技術としてもレベルアップします。結果として、重症患者を含む幅広い患者さんをたくさんの人で治療できる状況を作ることができるということです。

富里：やっぱり議論ができるという部分は大事なのですね。

新風：技術レベルの違いから学生と先生の間ではもちろん意見の食い違いは起きますが、他流派の先生同士はもちろんのこと、同じ流派の先生同士であっても、意見が食い違うことも珍しくありません。しかも、**痛みが極端にひどい場合や重症患者では、脈が触れない場合もあります。**脈診は非常に優れた診察法ですが、脈診だけを頼りに治療方針を決めているとしたら、どうでしょう？脈が触れなければ治療方針を立てられなくなるので、そもそも治療ができない、ということになってしまいます。

富里：幅広い患者さんを治療するためにも、いろんな特長を持った診察技術が必要になるということですね。

3 複数の診察技術の習得が、一つの診察法に秀でるよりも簡単な理由

富里：ただ、脈診や腹診を身につけるだけでも大変なのに、たくさんの技術を習得する必要が出てくると、さらに難易度が上がりそうですね（汗）

新風：幅広い技術の習得は必要ですが、実は**複数の診察法を用いることで、不得意な診察法があったとしても、別の得意な診察法で補える、**という面もあります。それぞれの診察法が特長を持ちながらも、オーバーラップする部分もあるからです。

富里：人によって得意不得意はありますが、脈診が苦手なら腹診で補える、などができれば確かにいいですね。

新風：個々の診察法の背景にある原理とそれぞれの関連性を押さえておくことで、仮説を立てながら診ていくこともできるようになります。例えば「脈がこんな感じなら、ここのツボに反応がありそうだ」とか、「舌がこうなら、腹はこうなっているだろう」とか。そうすると、**1つの診察法だけに頼って診断するよりも確実性が高まり、診察技術はどんどん向上していきます**。

富里：それぞれの診察法でカバーし合いながらも、相乗効果で診察技術も伸びていくとしたら、とても魅力的です。ちなみに、新風先生は何種類くらいの診察技術を使っていますか？

新風：後ほど具体的な診察技術について理論も踏まえてお伝えしますが、私自身は10種類以上は臨床で使っています。

富里：10種類以上ですか！　すごい！

新風：10種類と聞くと多く感じられるかも知れませんが、すでに得意な診察法があれば、他のものもすぐに使えたり、苦手なものは他のものでカバーできます。一つでも多く取り入れることで診察の確実性も増していくので、ぜひ試してみていただきたいです。

診断の目的は、病症を引き起こしている原因を明らかにすること

新風：では、2つ目のステップである診断についてお話しします。

富里：お願いします。

新風：すでにお伝えしましたが、**診断とは診察によって集めたデータをもとに行うデータ分析**です。多面的観察による診察で集めた情報をまとめて、治療方針に落とし込むことが診断の目的です。この診断を行うポイントはたった1つで、それは**病症を引き起こしている原因を見極めること**にあります。

富里：病症を引き起こしている原因ですか？

新風：例えば、肩こりにはこのツボ、腰痛にはこのツボ、といった固定的な治療はすべきではありません。なぜなら、Aさんにとっての肩こりとBさんにとっての肩こりでは、原因が全く異なる可能性があるからです。そして、肩こりにはこのツボ、といって治療して、効かなかった時に手の打ちようがなくなります。

富里：若い患者さんと高齢の患者さんに同じ治療ができるかというと、そもそも難しいですよね。となると、症状別の治療ではいずれどこかで手詰まりを起こしそうです。

新風：実際その通りなのですが、残念ながらそれでは医学とは呼べないのではないでしょうか？「三因制宜」という考え方が東洋医学にはありますが、**症状は同じであったとしても、誰が・いつ・どこで病を発症したのかによって、治療法は大きく異なる**わけです。それが、よく言われる「同病異治」が成り立つ根拠の1つでもあります。なので、**病の症状を治すのではなく、病症を引き起こしている病理・証にアプローチする必要があります。**

富里：同じ病でも違う治療をする同病異治は、症状ではなくその原因を治療していることを意味しているわけですね。その原因を明らかにするために診断をする、ということは理解できましたが、どうすればその原

因を特定できるのでしょうか？

新風：病症を引き起こしている原因である「病因」を見極めるポイントは、画像ではなく、動画として病因病理を把握することです。

5 診断では病態を"動画"として把握することで、病の原因を突き止める

富里：画像ではなく、動画として…？

新風：ところで、富里くんは「証」という考え方を聞いたことはありますか？

富里：学校でも教わりますよ。診断結果や治療方針のことですよね？

新風：学校ではそのように教わるかもしれませんが、実は**「証」はそのタイミングで切り取った病理の一つに過ぎません。つまり、一時点を切り取った画像**です。

富里：例えば、脈診でその時の患者の状態を把握しても、その時の状態しか診られていない、ということですか？

新風：そういうことです。ですが、**東洋医学は全人的な医学です。単に病を治療するのではなく、患者さんという人間そのものを救う医学**です。そう考えると、**そのタイミングだけを切り取った三次元の「証」ではなく、四次元で把握してこそ東洋医学**だと言えます。つまり、時間という概念を取り入れて、患者さんがどういう環境で育ち、どんな仕事をして、何に悩んで、いつ・どんなプロセスを経て病を発症するに至った

のか、という動画で把握する必要があります。それを「病因病理」と言います。

富里：三次元の「証」に対して、四次元の「病因病理」ですか。確かに、時間の流れまで踏まえることで、より効果的な診断ができる、というのは想像できます。証よりも病因病理を重視するということは、新風先生は証を立てずに治療されるのですか？

新風：そういうわけではありません。病因病理を踏まえた上で改めて証を立てて、その時点での治療方針を決定し、治療します。**ただ証を立てるのか、病因病理を踏まえた上で証を立てるのか、で全く意味合いが違ってきます。**

富里：現在の状態だけでなく、過去からの流れも踏まえてより多面的に患者さんを診断することが重要なのですね。

新風：さらに病因病理を明確にすることで、その**患者さんが今後どのようになっていくのかという予後の判断も可能**となります。この**病因病理こそが、最も重要な部分と言えます。鍼灸治療の大体8割はここまでで完了している、といっても過言ではありません。**

富里：鍼を刺す前に8割が終わっているんですか！（笑）

新風：それくらい診察と診断が重要だということです。もちろん、それぞれの診察法の意義や関連性、それを治療方針に論理的に落とし込むための理論もとても重要ですが、何より四次元の病因病理を明確にすることが重要になります。それさえしっかりできてしまえば、治療は難しくありません。

富里：診察所見とそれを元に病因病理を組み立てれば、「この診察所見があるなら、病因病理はこっちの方が正しいんじゃないか？」といった感じで、他の人ともまた議論ができそうです。

新風：それが医学にとって重要な客観性に繋がります。検証可能であり、再現可能であるためにも、多面的観察と病因病理は重要です。

富里：多面的観察と病因病理の重要性がとてもよく分かりました。診察と診断によって病症を引き起こしている原因が特定できたところで、次はいよいよ治療に移っていくわけですね。

新風：ここまでで8割が終わっている、なんて言ってしまいましたが（笑）最終ステップである「治療」の話も面白いですよ。なかなか聞くことのない話だと思います。

富里：ぜひ詳しく聞かせてください！

6 なぜ治療でたくさんの経穴に鍼を刺してはいけないのか？

新風：それでは、診察、診断を踏まえて最後の治療に入っていきますが、ここで最も重要なことは「少数穴で治療すること」です。

富里：「少数穴で治療する」というのは、たくさんのツボに刺さないという意味ですか？

新風：そうです。なぜ少数穴に絞る必要があるのかというと、**たくさんのツボに鍼を刺してしまうと、何が効いていて、何が効いていないのか**

分からなくなるからです。しかも、**複数のツボに刺すとツボ同士が邪魔し合って、効果を打ち消し合うこともあります。**そういう意味でも、少数穴での治療が理想的です。

富里：少数穴とおっしゃいますが、一回の治療で使うツボの数は具体的には何箇所くらいなのですか？

新風：私はほとんどが一穴での治療です。多くても、せいぜい3つまでですね。

富里：たった一穴ですか！　それで治療効果を上げられるものなのですか？

新風：実は、たくさん刺すよりも**少数穴のほうが患者さんの陰陽を大きく動かすことができるので、最大の効果を出すことができます。**たくさん刺すと、全ての疾患に対してなんとなくの治療効果を出せるかもしれませんが、１本の鍼の切れ味が落ちますし、難しい疾患に対応できません。**むしろ不要な刺鍼をすることで、患者さんの体力を余計に奪い、悪化させてしまうことも多いです。**少数穴ならそういったリスクも最小限に抑えられます。

富里：最大の効果を目指しつつ、リスクも最小限に抑えられるのは確かに理想的です。身体が敏感なクラスメイトへの治療は、学校でも気を遣いますし。ただ、一穴だけで効果を出せるイメージが持てません。全く効かない可能性もありますよね？

新風：もちろんその可能性はありますが、**全く効かないということ自体が、それはそれでとても重要な情報になります。**

富里：全く効かないことが重要な情報？　どういうことですか？

新風：診察と診断が間違っていることに気づくことができるからです。**中途半端に効いてしまうよりも、全く効かない方がむしろいい**と言えます。**診察と診断の正しさを確認するという点で、何が効いているかと同じくらい、何が効いていないかも重要な情報**だからです。その面でも、少数穴は優れています。軽度な病態であれば、多く刺しても中途半端に効いてしまう面もあります。そうすると、診察と診断にフィードバックが効かなくなります。

富里：中途半端に効くよりは全く効かない方がいい、というのは斬新ですね。それによって早い段階で間違いに気づくことで、より早く治療効果を出せるという面もありそうです。

新風：その通りです。せっかくこれまで、多面的観察による診察を行って、それを踏まえて診断で治療方針を立てたのに、たくさん刺すとそれまでやってきたことの意味がなくなってしまいます。診察と診断を治療に活かす意味でも、治療を診察と診断に活かす意味でも、治療は少数穴であることが必要です。そこがあって初めて、より良い治療を模索することができます。

富里：診察、診断、治療に一貫性を持たせるためにも、少数穴での治療は不可欠ということですね。

新風：**診察では「違う特長を持った診察技術を複数用いること」、診断では「動画として病因病理を把握すること」、治療では「少数穴で治療すること」、この３つが医学としての鍼灸を実践する上で核となる考え方**になります。

富里：学校では聞けないような、根本的な原則を伺えたように思います。

複雑な手技をやめて、治療をシンプル化する重要な目的

新風：まずはこの3つの考え方を押さえていただいた上で、治療に関してもう一点重要なポイントをお伝えしておきましょう。それは「複雑な手技を用いないこと」です。

富里：一穴で勝負するのが理想、とおっしゃっていたので、てっきりその一穴でいろんな手技をやるのかと思っていました。

新風：治療点を少数に絞っても複雑な手技を用いていると、評価が難しくなります。治療が上手くいかなかった時に、選穴が間違っていたのか、手技が間違っていたのか、という判断ができなくなるからです。結果として、たくさんの治療家が実践することも困難になります。**客観性を担保するためにも、複雑な手技を使わないことは重要**です。

富里：同じツボを使っても手技によって効果が変わることを考えると、診察・診断・治療を一直線に繋げるためには、複雑な手技は使わない方がいい、ということですね。そのほうが、診察と診断にもフィードバックさせやすいし、他の人も実践しやすくなります。

新風：治療点を少数に絞った上で、さらに複雑な手技を用いない治療を実現することで、よりシンプルな治療になります。たくさんの人が実践できるためにも、治療はシンプルであるべきなのです。**治療がシンプルだからこそ、医学として深化、向上、発展させることができます**。

富里：シンプルな治療だからこそ、検証可能であり、再現性も高い治療にもなるので、医学としても発展しやすくなるのですね。

新風：なので、**治療において「少数穴で治療すること」に加えて「複雑な手技を用いないこと」は、鍼灸が医学として成立するために不可欠な要素**だと私は考えています。

富里：よく理解できました。ここまで鍼灸治療を3つのステップに分けて、それぞれの重要なポイントをお伝えいただきましたが、次はいよいよ理論と実践の結びつきについて、さらに詳しくお話しいただけるのでしょうか？

新風：そうですね。ここまでは考え方や概念的なお話がメインでしたが、ここからは具体的な診察技術、診断技術、治療技術について、理論と実践の両面からお話しします。まずは、過去も含めた病態把握の鍵となる診察技術からお伝えしましょう。

富里：過去も含めた病態把握の鍵となる診察技術？　とても気になります！　さっそくお願いします！

第3章

過去も含めた
病態把握の鍵となる
「問診力」を磨き上げる

1 問診と体表観察の決定的な違い：過去と現在

新風：さて、ここからは診察技術について具体的な内容をお伝えしていきます。まずお伝えするのは、**過去も含めた病態把握の鍵となる「問診」**です。

富里：いくら**体表から情報を拾える技術があるとしても、そこから得られるのは現在の情報**にとどまります。**問診で患者さん自身に病態について聞くことで、過去も含めた病態把握が可能**になるということですね。

新風：その通りなのですが、体表観察だけで病態を把握する流派もありますし、それはそれで私は否定するわけではありません。たとえば、室町から安土桃山時代以降に日本で発展した夢分流打鍼術の伝書『鍼道秘訣集』に「この流派が重視していることは、病人に症状を尋ねることなく、腹を診ることで、さまざまな病状を詳しく判断することです。」と述べられています[※2]。

富里：問診をせずとも、腹診だけで全ての病態が把握できる、と。そういう流派も存在していたのですね。

新風：そうなのですが、これまでもお伝えしてきた通り、**一つの診察技術で全ての病態を把握し切るというのはやはり難しい**です。

富里：問診を組み合わせることで、体表観察に活かせたり、体表観察自体を問診に活かしたり、ということもできそうですよね。

※2：『鍼道秘訣集』「当流の宗とする處は、病人に病証を問うまでもなく、腹を観、兎角の病証を此方より委しく断るしかのみならず。」

新風：私自身も脈診を中心として、問診をカバーしたり、問診の確からしさを確認することはよくあります。例えば、再診の患者さんが「昨日から下痢で…」と言われた場合に、ご本人には思い当たる原因はないとします。こういった場合に脈診で得られた情報から、「足元を冷やしませんでしたか？」「普段食べないモノを食べませんでしたか？」などと確認することがありますね。

富里：**問診と体表観察を組み合わせることで、より確かな診察に繋がる**ということですか。さらに相乗効果で、両方の技術力アップも期待できそうです。

新風：やはり、問診も含めた多面的観察です。術者にとって納得のいく診断に繋がりますし、患者さんも安心ではないかと思うのです。

富里：客観的な診察情報にもなりますし、治療家同士での議論もしやすくなりますね。

新風：そして何より、「問診でしか分からないことがある」という事実が問診をすべき理由に繋がります。

富里：問診でしか、分からないこと…？

2 問診でしか掴めない2つの重要ファクター

新風：問診でしか明らかにできないことは、端的に言えば2つの要素に集約されます。一つ目が**「人間理解」**、もう一つが**「時系列を含めたストーリーベースの病態把握」**です。

富里：根拠に基づく医療であるエビデンスベースドメディスン（Evidence-Based-Medicine：EBM）ではなく、患者を主体として捉えた主観的な物語をベースに治療を考える医療であるナラティブベースドメディスン（Narrative-Based-Medicine：NBM）が重要になってきている、ということは学校でも学びました。

新風：生物・心理・社会（Bio-Psycho-Social：BPS）モデルという考え方もありますね。生物的、心理的、社会的な側面は互いに関わり合っており、病気の発生にも強い影響を与えていると考えられます。全人的医療の前提として、重要だと思います。

富里：そういった面でもストーリーベースの病態把握が重要なのですね。そもそも東洋医学では、何千年も前からずっとやってきたことですよね。

新風：**病気ではなく、病んだ人を診ることこそが東洋医学の持ち味ですし、まさにそれを実現するために問診がある**と言えます。

富里：人間理解と時系列を含めたストーリーベースの病態把握が問診の要点だということは分かりましたが、具体的には患者さんに何を聞けばいいのでしょうか？

新風：例えば、**患者さんがどこで生まれ、どういった地域や家屋でどんな家族と過ごし、どういう飲食をして、どんな日常生活を送ってきたのか、**などです。特に成長期における栄養状態や運動習慣を含む生活習慣は、体格の形成に関わります。また、この時期の健康状態は実際どうだったのかを踏まえることで、目の前の患者さんの体質形成の一面を捉えることができます。

富里：成長期の生活習慣や健康状態が、体格や体質を形作るのですね。そういえば、出産してから体質が大きく変わった、という話もクラスメイトから聞きました。元々は月経痛が酷かったのが、出産以降は全く痛みがなくなったとか。他にも就職をきっかけに一人暮らしを始めるようになって食生活が変わったり、結婚で生活習慣が変わったり、ということもよくありそうです。

新風：生活環境・生活習慣やそれらの変化を踏まえたうえで、時系列を含めた病態把握をして、病因病理を固めていきます。この**病因病理に基づいて、証を確定することが重要**なのです。これによって、様々なファクターが関与した結果としての、患者さんの体質を把握することができます。結果として、仮に**同じ証だったとしても、患者さんの体質によって選穴や用いる鍼、手法が違うものになっていきます。**

富里：証が同じなら、同じように治療するとばかり思っていました。病態だけでなく、目の前の患者さんがどういう人間なのかによって治療が変わるとすると、まさに人間理解を踏まえた医療と言えますね。

新風：**人は、病気を治すために生きているのではありません。病気を克服し、ありたい自身としての人生を全うするために患者さんは生きている。それを援助することこそが、私たちの使命なのです。**そう考えるなら、目の前の患者さんがどういった人生を送りたいのか、を感じ取れるような問診ができることも重要です。

富里：病気を治すだけでなく、患者さんを救うということに繋がるわけですね。なぜ問診を通して人間理解をする必要があるのか、が見えてきた気がします。

新風：病に苦しむ患者さんは、「目の前の病気」だけが関心事になって

しまっている場合も少なくありません。治療だけでなく問診を通じて、術者の言葉だけでなく一挙手一投足から「人生とはそういうものではない」と悟っていただけるような導きができればいいですね。

富里：問診は診察のための単なる情報収集ではなく、患者さんを本来の生き方に導く治療にもなりうる、ということですか。そんな発想は持ったことがありませんでした。

新風：東洋医学に携わるものとして重要なポイントになるので、ぜひとも心掛けてほしいと思います。

3 現代中医学が鍼灸臨床で強力な武器になる5つの理由

富里：それではさっそく問診の中身について伺っていきたいのですが、具体的にはどのようなことを聞けばいいのでしょうか？

新風：その前に、診察、診断、治療の土台として私が用いている理論についてお伝えしましょう。もちろん、その理論は問診にも必要なので。

富里：治療が一穴で、とのお話だったので、難しい理論を使っていそうですが…。

新風：実はそんなことはありません。基本的に**私が鍼灸臨床に用いている治療理論は、現代中医学**です。

富里：現代中医学は、学校の授業でも勉強しています。今鍼灸学校に通っている学生なら、誰もが触れたことのある理論ですね。なぜ新風先生

は、現代中医学を臨床のベースにしているのですか？

新風：現代中医学は、いわば「伝統中医学の内容を最大公約数的にまとめたもの」です。なので、中国伝統医学の全体象を知ることができる、という点で非常に優れています。特に中国は歴史的にみて、支配する民族や政党がよく代わります。そのなかで、数千年に及ぶ中国大陸における医療の学と術が連綿として引き継がれている、ということだけでも驚くべきことです。

富里：**現代中医学は、数千年以上に渡る伝統中医学の集大成**と言えるのですね。

新風：また、**現代中医学用語は共通言語として世界でも通用します。** WHOでも鍼灸医学や漢方医学といえば、現代中医学がベースになっていることもあり、自身が所属する流派にとどまる言葉であったとしても、現代中医学用語に変換できれば、鍼と灸を道具として臨床にあたる者同士、より建設的な対話ができるわけです。

富里：ここでも医学における客観性に繋がるのですね。日本や中国だけでなく、世界中で議論できて学術が深まり、多くの人が実践できるとしたら、鍼灸医学が発展していく可能性がもっと広がっていきそうです。

新風：**現代中医学はマス教育用に伝統中医学をまとめ上げたもの**でもあり、日本でも学校で学ぶ理論なので、これからは現代中医学の基礎を学んだ鍼灸臨床家がどんどん増えていきます。そうすると、**誰にとっても馴染みがあり、学びやすい**ものとも言えます。

富里：確かに少しでも学んだことがあれば、抵抗を感じることなく深めていけそうです。学びやすいというのは重要だと思いますが、臨床面で

のメリットはいかがでしょうか？

新風：目の前の患者さんの病苦に対して、四診合参を通じて、現代中医学的に"弁病"ができます。そして、その病について、中医における内科学、外科学、小児科学などを紐解けば、その疾病の概要、病因病機、弁証類型、治則治法などが明らかとなります。

富里：**現代中医学を使えば、鑑別や診断がしやすく、治療方針にも落とし込みやすい**ということですか？

新風：そういうことです。また、ほぼ必ず時代ごと、流派ごとの病態認識についても記されています。そのため、参考にすべき原著も辿りやすいです。

富里：単に理論化されているだけでなく、そのバックグラウンドも踏まえて、理論が展開されているのですね。原著まで辿れるなら、どういう意図でその理論が説かれたのか、という根本的な部分まで理解できそうです。

新風：そこが古典を読むことで得られる大きな価値です。根本を理解すると、当然臨床での応用範囲も広がっていきます。

富里：一方で古典を重視すると言っても、五行論ばかりで治療を展開する先生も多いように思います。五行論を否定するわけではないですが、大雑把にしか身体が捉えられていないように思えてしまって、違和感があります。もっと身体は複雑で、緻密にできているんじゃないかなと。

新風：日本の伝統鍼灸の流派で、**難経や傷寒論を中心に限られた古典だけを根拠に、治療理論を説明する先生は多いように感じます**。しかし、

それでは**もし治らなかった時に別の打ち手を考えることが難しく、手詰まりになることも多い**のではないかと思います。

富里：より幅広く古典を読むことで別の打ち手を考えたり、難しい症例に対応することも可能になるということですね。新風先生は、それだけ古い文献をどのように手に入れているのですか？

新風：有難いことにインターネットを利用すれば「中医世家」や「京大デジタルアーカイブ」によって、中国大陸における古医籍の原文や、日本に渡来してからの文献、さらには日本の鍼灸家・湯液家が著した文献を、簡単に検索・閲覧できる時代になってきています。私もよく利用させていただいています。

富里：テクノロジーの力で、過去の文献にもアクセスしやすい状態になってきているとなると、活用しない手はありませんね。ただ、それだけ膨大な古典を読み解いていくのは大変そうに感じますが…。

新風：**偉大な先人たちが治療のヒントをたくさん残してくれている、**と考えるとどうでしょう？　先人の知恵を借りることで患者さんの役に立てるなら、その方が楽だと私は感じます。

富里：確かに、病に苦しむ患者さんを目の前に、解決策もなく悶々と思い悩む方がつらいかもしれません。**先人たちが残してくれたヒントを参考にさせてもらうことで、有効な打ち手を見つけられる**なら、価値はあります。

新風：伝統という言葉を使うと、単に古いものだけを指す、と捉えられることが多いです。しかし、**歴史に磨かれ続けてきただけでなく、時間の流れとともにさらに進化し続けるのが伝統**なのです。その**進化と歴史**

の過程に、偉大な臨床家たちの努力の結晶が詰まっている、ということに敬意を持って、後学の我々は学ばせていただく姿勢が必要だと思います。

富里：そう考えると、感慨深いですね。謙虚な姿勢と先人への敬意を忘れずに、学ばせていただきたいと思います。

4 現代中医学の欠点に対処しながら、メリットを最大限に活かすためのヒント

新風：一方で、現代中医学にも欠点はあります。WHOも認める医学となった現代中医学ではありますが、万全というわけではありません。本来形而上的世界観も網羅する気の医学を唯物論的にまとめ上げた内容ですから。

富里：気という抽象的なものをベースに打ち立てられた伝統中医学を、物質的なものをベースにまとめあげようとすると、矛盾が起きそうですね。具体的にはどのようなズレが起こってくるのでしょうか？

新風：今富里くんが疑問に感じたこと自体も、ひとつの気の動きなわけですが、これを唯物論的に表現すれば「心理的現象は、全て脳内の神経活動によるもの」と考えることになります。

富里：全然伝統医学っぽくないですね（笑）

新風：**本来は気一元として表現された世界感なので、唯物論で全てを説明することはできません。ただ、気一元の考えを持ちながら、現代中医学の良さを引き出して臨床に活かすことはできます。**私もそのような立

場で鍼灸臨床に取り組んでいます。欠けているところもありますが、**現代中医学は学校教育のベースであり、世界で認められる医学体系です。日本だけでなく世界で通用する鍼灸臨床家を夢見て、まずはしっかり基礎理論として現代中医学を学んでいただくのがいい**と思います。

富里：東洋医学概論や東洋医学臨床論の授業を、精一杯深めて現代中医学を学んでいこうと思います。

新風：それでは理論についてもお伝えできたので、ここから本題の問診に移っていきましょう！

5 これだけは絶対に外せない！どんな時でも問診で確認すべき要素

富里：先ほど、問診では生活環境や生活習慣、それらの変化について聞いていく、と伺いましたが、さらに突っ込んでより具体的な問診内容について、聞かせてください。単刀直入に質問しますが、問診で必ず聞くべきことはなんでしょうか？

新風：大前提として、患者さんの病状や体質、生活習慣によって聞くべきことは変わってきます。ただ、その中でどんな場合でも聞くべきことはいくつかあります。特に「これだけは絶対に外せない」というものがありますが、なんだと思いますか？

富里：絶対に外せないとなると、めちゃくちゃ当たり前ではありますが、「主訴」でしょうか？

新風：その通りです。患者さんは日常生活で何かしらつらいことがあっ

て、鍼灸院に来院されます。**まず主訴を確認するとともに、患者さんがどのようにつらいのかを、患者さんの目線に立って受け取ることが大事**です。

富里：病名だけで患者さんの状況を決めてかからずに、その患者さんにとってその病態がどんな意味を持つのかを踏まえて共感することが大切ということは、学校でも教わります。

新風：その上で、患者さんが病苦から解放された先にどうありたいのか？を感じ取りつつ、確認もしましょう。

富里：患者さんが人生を全うすることを支援できるように、人間理解も含めた問診を行う、という話に繋がりますね。

新風：こういったことを踏まえつつ、具体的な事例をあげながら、問診で聞くべきことをお伝えしていきます。

6 発症時期を知り、患者さんの生活面での問題点を導き出す方法

新風：ここからは「腰痛」を例にあげて、具体的に考えてみましょう。

富里：鍼灸師にとっても身近で、分かりやすい例ですね。

新風：春先になると、ちょっとしたことでぎっくり腰になりやすく、今年も2月中旬にぎっくり腰になった。様々な治療法を試してみたものの、年々長引いて治りにくくなっている、という初老の男性を想定してみましょう。

富里：主訴を確認したところで、その後はどこに着目するのでしょうか？

新風：まず発症した時期について考えてみましょう。**患者さんの人生を感じ取りつつ、患者さんにとっての「発症した時期」の意味合いについて判断します。**

富里：時期の意味合い？

新風：専門用語でいえば、三因制宜のうち、因時制宜に関わります。

富里：どういう時季にその病を発症したのかを踏まえて治療を組み立てる、というのが因時制宜の意味ですが、この場合、**「春先」や「２月中旬」がどういう時季なのか、を考える**わけですか？

新風：そういうことです。２月中旬というと、立春ですね。立春には、例えばその前の季節である冬に腎が正しく封蔵できていたかどうか、が反映されると言えます。

富里：**冬の過ごし方が春の疾病に関係していて、特に陰や冬に関わる腎の状態が春に反映される、**ということですね。冬にはどんな生活を送ればいいのでしょうか？

新風：『素問』四気調神大論には、「人は陽気を搔き乱してはいけない。早く寝て遅く起き十分な睡眠をとり、太陽が出てから働き始める。心を伏せ隠すように静かに過ごしなさい。」と書かれています[※3]。

※3：『素問』四気調神大論「無擾乎陽．早臥晩起．必待日光．使志若伏若匿．」

富里：現代人は特にスマートフォンなど夜遅くまで見ていることも多いですよね。僕自身も寝るのが遅くなりがちです…。

新風：季節に合った生活ができていない、ということは大雑把に言えば、自然に合わせた睡眠が取れていない可能性があるということです。

富里：つまり、**立春に発症したということから、睡眠が十分取れていないことが一因かもしれない、と分かる**のですね。季節にあった生活を送ることが重要というのは、天人合一思想にも繋がります。

新風：他にも、素問の第一篇である『素問』上古天真論には、「56歳になると、筋の栄養が不足し、腎もいっそう弱くなる。」と書かれています（※4）。

富里：上古天真論は、学校でも説明を受けました。女性は7の倍数の年齢で、男性は8の倍数の年齢で身体に大きな変化が出る、と書かれている部分ですよね。

新風：そうです。**精血同源から考えると、冬季に正しい起居ができていなければ、立春を迎えた時季に肝は充分に筋を養えず、腎も骨を養えない状況にあると想像できますね。**

富里：古典はそうやって使うのですね！　古典と実際の臨床は違うものだと思っていましたが、立春に発症したというだけで、ここまでの分析ができて、仮説が立てられるというのは驚きです。

新風：古典は単なる読み物ではなく、実際の臨床でも十分に活かせる実

※4：『素問』上古天真論「七八肝氣衰．筋不能動．天癸竭．精少．腎藏衰．形體皆極．」

学です。考えなしに全て使えるかと言うとそれは間違いですが、**どうすれば臨床に活かせるかを考えながら読めば、古典は宝の山**といえます。

富里：古典の活かし方はなかなか学校でも学びませんし、学校の先生でも古典を引用しながら説明してくれる先生もほとんどいません。2000年も前に書かれている黄帝内経が、今でも活かせるというのはすごいことですね。

新風：現代医学はここ百年で大きく進化したと言われますが、東洋医学は大きくは変わりません。400年ほど前の明の時代ごろから発達した温病学ですら、まだ若い理論と言われるほどです。

富里：400年前で若い理論なんですね（笑）

新風：**東洋医学が長い年月を経ても変わらず存在し続けてきた理由は、それだけ臨床実践を通して磨き上げられた完成度が高い医学だからで**す。東洋医学は真の医学であるという根拠の1つだと思います。

富里：完成度が高いからこそ変わらず存在してきたし、古典を現代の臨床に活かせる可能性も十分にあるということですね。

新風：そういうことです。少し話が逸れてしまいましたが、発症時期に続いて問診で聞いていくべきことをお伝えしましょう。

7　病の原因を特定し、病態を明らかにするためのたった一つの秘訣

新風：主訴と発症時期を確認したら、どういう原因からその疾病が発生

したのかを探っていきます。

富里：原因というと、発症のきっかけを患者さんに聞けばいいのでしょうか？

新風：そうですね、思い当たる原因について、ひとまずは、そのまま患者さんに尋ねてみましょう。具体的なケースを想定するために、患者さんがこのような返事をしたと仮定して考えてみましょう。

> "ゴルフのスイングで振り切ったときに"あっ"と感じたと思ったら、腰の右側にピリッと鋭い痛みが走りました。当日はまだなんとか大丈夫でしたが、翌日は動けませんでした。痛みの部位が腫れぼったい感じがします。年中ゴルフをするのですが、なぜか2月の中旬ごろになると、同じようなことがよく起こります。"

富里：よくありそうな事例ですね。2月中旬ごろというのは、発症時期のところでご説明いただきました。原因と一言で言っても、かなり奥が深そうですが、どのように考えればいいでしょうか？

新風：**重要なことは、このストーリーの中で何をどう読み取り、どんな仮説を立てるか**です。さらにその仮説を証明するために、追加としてどういった問診を行うか、を考えます。

富里：ここで、仮説を立てるために使えそうな情報はどういう部分になりますか？

新風：①クラブを振り切る、②ピリッと鋭い痛み・腫れぼったい痛み、③翌日に動けない、少なくともこのくらいの視点が必要になります。

富里：まずは、1つ目の「クラブを振り切る」について聞かせていただけますか？

新風：ここでは、「どの経絡経筋に負担がかかったのか？」という視点が重要です。腰部に関わる経絡経筋は、陽経の場合は主に足太陽膀胱経、足少陽胆経の2つです。この2つのうち、クラブを振り切るという"捻る"動作は、より足少陽胆経に負担がかかったと判断できると言えるでしょう。

富里：経筋というと、経絡によって栄養される筋組織のことですよね。

新風：そうです。**運動器疾患の場合は、経筋を障害することが多い**ですね。私は経筋も合わせて広く経絡を捉えているので、「経絡経筋」とまとめて呼んでいます。

富里：なるほど。そして特に捻る動きの場合は、足少陽胆経の経絡経筋に関わるのですね。

新風：発症後にもどういった体勢が腰痛を増悪させるか、という整形外科テストで確認してみるのもいいでしょう。ただ、現代西洋医学のテストは多くは生体に対して侵襲的なので、注意が必要です。

8 絶対に知っておくべき、痛みの鑑別に重要な二つの分類

富里：次の「ピリッと鋭い痛み・腫れぼったい痛み」については、いかがでしょうか？

新風：痛みを鑑別する際に、重要な2つの分類がありますが、富里くんは何か分かりますか？

富里：痛みの分類でいうと、**「不通則痛」と「不栄則痛」の判断が重要**だと教わりました。つまり、**その部位に気が通じないことで痛むのか、栄養できないことで痛むのか、という虚実の分類がまずは必要**だと思います。体力がある実傾向の人は、「不通則痛」のことが多いんですよね？

新風：そうですね、そうした基本的なことを踏まえたうえで、「ピリッと鋭い痛み・腫れぼったい痛み」をどう解釈するのか、が重要になります。さらに、現代中医学では、痛みの種類を「脹痛」「刺痛」「酸痛」「重痛」「冷痛」…などと、10種類以上に弁別しています。この症例の場合は「脹痛」「掣痛」「固定痛」といったあたりが妥当といえます。

富里：痛みの種類が複数関わることもあるのですね。この3つの痛みの場合に考えられるのは、気滞と瘀血でしょうか？

新風：その通りです。**スイングによって足少陽胆経の経絡経筋に急激な負荷をかけ、気滞血瘀を生じ、部位固定の痛みが慢性化している**という仮説が立てられます。まとめると、このようになります。
　　①足少陽胆経に負荷をかけた
　　②ピリッとした鋭い痛み：瘀血の関与
　　③脹痛：気滞の関与

富里：少しずつ原因が見えてきましたね！

第3章　過去も含めた病態把握の鍵となる「問診力」を磨き上げる

9 患者の話から真意を掴み、病の原因を特定するインサイト

富里：最後に「翌日に動けない」という部分について、お話しいただけますか？

新風：少しピンとこないかもしれませんが、これも実はよくある例です。痛みの状況から、瘀血あるいは気滞の関与について考察できました。**一晩休むと、肝腎の陰気を養う方向に向かいます。しかし、じっと過ごすことで気血が停滞する面もあります。**

富里：「翌日」という言葉が「一晩休んでいる」ことを意味する、ということですか。僕も朝起きる時にスッと身体を起こせないことがありますが、寝ている間に気血が停滞しているからなのですね。

新風：他にも、ゴルフ終わりに反省会と称してお酒を飲んでいる可能性もありますよね（笑）さらに2月中旬という時季を考慮すると、就寝時に身体を冷やしてしまっているかもしれません。その場合、何が考えられますか？

富里：風邪を引いてしまっているとか？

新風：そういうことです。飲酒によって寒温に対する感度が鈍り、寝ている間に身体を冷やしていれば、経絡経筋の不通に加えて、寒邪も関係しているかもしれません。このように**患者さんの状況に意識を置き、「どういう病因病理が加わりうるか」を感じ取れるほど、患者さんに寄り添う態度が大事**ではないでしょうか。

富里：患者さんが実際に生活しているイメージを持ちながら、原因とな

る可能性があるものを洗い出していくわけですね。ここまで深い仮説を立てながら、問診を進めていくのですね！

新風：そういうことです。原因だけでも深く、話が尽きませんが、話を次に移しましょう。原因に続いて、**部位や変化を確認します。どこの部位に症状があるのか、経絡流注の視点からみれば、いずれの経絡経筋の問題なのかが分かる**わけです。経絡・経穴とは、東洋医学的体表解剖学とも言えるものなので、非常に重要です。

富里：例えば、前脛骨筋に痛みがある場合、そこを流注する足陽明胃経の問題だと分かるわけですね。

新風：まさにそういった感じで、どの経絡経筋の問題なのかを見極めることができます。この例の場合、腰仙部を中心として右の腸骨稜にかけて痛み、前後屈よりも左回旋の時にはっきりと痛みが増悪する、という事実があったと仮定して話を進めます。

10 増悪・緩解因子を知り、病因のウェイトを明確にする方法

新風：さらに**増悪因子と寛解因子を明確にします。**質問の結果、このような回答を得たとします。

> "当初静止時にも痛みがあったが、動いたり、入浴して体がほぐれると軽減する。逆に、腰を左に回旋すると痛み、下半身が冷えると、少し動いただけで痛みを感じる。"

富里：ここから、どのようなことが読み取れるのでしょうか？

新風：「静止時においても痛みがあった」というのは、気滞や気滞血瘀が関与していることを示唆しています。さらに「動いているうちに軽減する」、「入浴して身体がほぐれると痛みが緩和する」のは、より気滞の関与が大きいと言えそうです。

富里：「腰を左に回旋すると痛む」のは足少陽胆経の経絡経筋の異常だと分かりますが、「下半身が冷えると、少し動いただけで痛みを感じる」というのは…？

新風：**冷えが加わると凝滞によって、気滞の場合も、瘀血の場合も悪化します。**こういった増悪因子や寛解因子からも、病因病理を明確にしていきます。

富里：気滞と瘀血の関与が、より確からしくなってきましたね。

11 現病歴と既往歴から、多くの病を同時に治すポイントを見抜くコツ

新風：次に**現病歴、既往歴**を聞きます。今回の主訴は腰痛、ということは前提ですが、主訴の病因病理を把握し、最短で治すためには、最初に腰痛を引き起こした背景について把握しておく必要もあります。

富里：きっかけだけでなく、さらにその奥にある背景情報というイメージでしょうか？

新風：そうですね。仮に10代の頃に野球などのスポーツに取り組んでいて、左腰部に痛みを繰り返し感じていたとします。そのストーリー自体が、左足少陽胆経における気滞血瘀の形成を示唆している、といえま

す。さらに、何かの拍子で左腰部に痛みや違和感を感じる、という情報が得られたなら、なおさらです。

富里：元々若い頃から、足少陽胆経に潜在的に気滞瘀血がある状態で、ゴルフのスイングがきっかけとなって、腰痛を発症したと分かるわけですね。一時的な病なのか、慢性的な深い病なのかも判断できそうですね。

新風：枝葉を個別に処置しようとするのではなく、根本がどこにあるのかを見抜くことが重要です。それができれば、結果的に少ない処置で多くの病を同時に治せるようになっていきます。いわゆる「異病同治」ですね。またそのためには、**病のあるなしの2択だけではなく、病の比重を判断すること**が重要になります。

富里：重みづけをすることで、より根本的かつ確実性の高い治療ができるということですね。

12 家族歴と因時制宜にみる、家庭内の価値観や生きた時代が患者の病態を慢性化させる背景

新風：その他、**家族歴も必ず確認しましょう**。本症例では、遺伝的要素を考えるのはある意味ナンセンスであるといえますが、ご両親を中心とした家庭内での"価値観"が当該患者の病態を慢性化させる可能性もあります。

富里：家庭内の価値観が病態を慢性化させる？

新風：昭和の時代ではありませんが、**すべてを根性論という前時代的な**

物差しで見た場合、多少の身体的不調は「気のせい」であったり、「根性が足りない」という形で葬ったとしたらどうでしょうか？　ある意味、これも因時制宜、つまりその時代の価値観による犠牲と言えるのではないでしょうか。

富里：家族関係や時代背景、そこから生まれる環境が病の原因にもなったり、病態を慢性化させることがあるのですね。因時制宜は発症のタイミングや時季だけを意味すると思っていましたが、時代も含めた概念、さらにその時代の価値観を含めた概念と考えると、発想が広がりますね。

新風：また、職歴や生活環境も重要な情報です。臓腑経絡的な視点から従事している職業によって、腰部にどのような負荷がかかりうるか、生活環境が寒湿を得やすいような環境があるか、など腰部に負担をかける要素がある場合は、当然考慮しましょう。

13 家族構成や七情の乱れが、身体に及ぼす大きなインパクト

新風：そして、**家族構成や七情の乱れについても見逃せません。**妻との関係性や子どもの就学・就職、その他成長期における様々な事柄は、七情面、生活習慣面において何らかの不調和として影響することがあります。そういう視点を持っておくことは、必要だと思います。

富里：家族構成と七情ですか。具体的にはどういった場合に、身体にどんな影響があるのでしょうか？

新風：例えば腰痛を発症する前後に、子どもさんの受験や受験発表があ

ったとしましょう。またその子どもが受験の失敗を繰り返してきた経緯があった場合どうでしょうか？

富里：子どものことを心配してストレスを感じれば、肝に影響が出てくる、とか…？

新風：そういうことです。冬場に十分睡眠時間を確保し、腎の封蔵について問題がなかったとします。それでも、ストレスによる肝鬱が表裏関係にある胆に影響を及ぼすことで、足少陽胆経の経気が不安定であった可能性もあるわけです。

富里：そう考えると、家族関係でのトラブルは多いですよね。子どもの引きこもりの問題や、資産相続の問題など挙げればキリがなさそうです。家族歴の部分にも繋がりますが、家族との関係性や家族の持つ価値観が、病態に大きく関わるわけですね。

新風：その時季またはその前の時季の生体や精神状態にまで思いを馳せ、患者さんに寄り添い、病因、病因病理を明らかにしようとする態度が重要です。

富里：人を見ようとする姿勢が重要だと、改めて理解できました。

新風：**ただし、治療にあたっては患者さんの神、つまり気持ちや精神を安寧にさせることがまず大事**です。初診の時点でいろいろお尋ねすることで、患者さんが不快に感じてしまっては本末転倒です。また人にはどうしても話したくないこともあるものです。こういったことを踏まえ、場合によっては無理に聞かない、ということも治療のために必要になる場合もあります。

富里：あくまで患者さんとの関係性や状況を踏まえた上で、聞く必要があるのですね。治療を重ねるなかで患者さんとの関係性を上手く築くことができれば、自然と患者さんから話をしてくれることもありそうです。

新風：患者さんから話をしてくれることも少なくありませんが、そういった機会があれば、さらに深い病因を探る上でのヒントを得られる可能性もあります。患者さんに共感しながら、じっくり話を伺いましょう。

富里：問診で聞くべき内容について、その姿勢も含めてよく分かりました。それでは問診をクリアしたところで、次はいよいよ体表観察でしょうか？

新風：そうですね。問診以外で実際に身体を診察していく体表観察の技術について、お伝えしましょう！

富里：お！いよいよですね！確か10種類くらいあるとか…？

新風：そうなのです。たくさんの診察技術で、多面的に患者さんの病態を把握するとっておきの秘訣についてお伝えしようと思います。

富里：楽しみです！

第 4 章

多角的に病態を把握する
10種類の体表観察技術

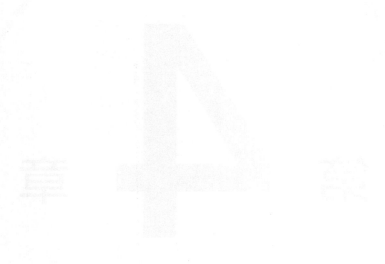

体表観察で必ず守るべき2つの大前提：順序と治神

新風：それでは、体表観察の話をしていきましょうか。

富里：楽しみにしていました！　よろしくお願いします。

新風：まずは基本的なこととして、四診について説明しようと思いますが、学校でも学んでいますか？

富里：四診は「望診・聞診・問診・切診」の総称ですよね。

新風：そうです。問診についてはすでにお伝えしましたが、問診も含め**四診は術者の五感と直感を活かした東アジア伝統医学の診察法**といえます。患者さんの主訴や今あるそれ以外の症状がどういった原因によって、どういう病理変化があって発症しているのか、また今後どうなる可能性があるのか、といったことを把握するために行います。

富里：学校の実技の授業でも体調を崩す人はいます。身体に鍼を刺入するのは、それだけ影響力もありますし、慎重に行うためにも綿密な診察は必要だと思います。そのために四診を行うわけですが、何をどのように診察すればいいのでしょうか？

新風：まず、**四診を行う上での重要なポイントが2つあります。** 1つは**順序**で、もう1つは**治神**です。

富里：順序がポイント？　どういうことですか？

新風：初めての患者さんを受け入れる場面をイメージしてみてください。

患者さんが来院されると言葉を交わす前に、術者はまず望診によって患者さんの存在を認めます。

富里：来院した瞬間から診察がすでに始まっているんですね。

新風：そして互いに近づき、言葉を交わすなかで声色や話し方から、聞診を通じてより立体的に患者さんの状況を把握しようとします。

富里：聞診は匂いを感じ取る診察でもあるので、その時点で体臭も把握できるかもしれません。

新風：次に問診を通じてさらに言葉を交わし、患者さんのつらい症状や生活習慣などについて丁寧に問診します。その間、常に望診、聞診も含まれます。このような流れを通じて信頼関係を深めたうえで、はじめて切診として患者さんの身体に触れる、というプロセスを踏みます。これが手順として、自然だと思いませんか？

富里：確かに、初対面でいきなり身体に触れられるというのは、誰にとっても抵抗感があります。**「望・聞・問・切」という順番は患者さんに対して、自然な形で少しずつ距離を縮めていく意味合いもある**ということがよく分かりました。四診を行う上でのもう１つのポイントの「治神」についても、教えていただけますか？

新風：「神を治める」と書きますが、誤解を恐れずに分かりやすく言えば、**気持ちを落ち着かせておくことです。これは、患者さんだけでなく術者側にも当てはまります。常に双方の治神を優先することを大切にしましょう。**

富里：治神によって、患者さんが安心して鍼灸施術が受けられるように

導くわけですね。

新風：逆に術者側の都合で患者さんに対し、肉体的、精神的に負担をかけるようなことは、「治神」に反する行為です。後に行う刺鍼の効果を十分に引き出すためにも、『内経』にはこの「治神」の重要性が繰り返し記されています。

富里：緊張した人に触られると、こっちまで身体が固くなるような感覚があったり、違和感が出てきたりすることはあります。治療に集中するためには、術者自身も気持ちを落ち着かせることが重要ですよね。その上でようやく、体表観察に入っていくわけですか。

新風：そういうことです。

富里：ところで今更なのですが、体表観察というのはそもそもどういう意味なのでしょうか？

新風：**「体表観察」は、広義としては「体表上に現れる諸情報を得ること」** で、望診・聞診・切診の内容を含みます。**狭義としては、「生体の体壁を術者の手指によって、直接按じて診ることを中心とし、体表より得られた情報から体内の状況を察知すること」** と位置付けることができます。

富里：問診を除くあらゆる診察法と言えそうですね。体表から体内の状態を感じ取るという点も面白そうです。それでは、さっそく具体的な診察方法について教えていただけますか？

新風：分かりました。望・聞・問・切と徐々に患者さんとの距離を縮めていくことの重要性もお伝えしたので、その順番を踏まえてご説明して

いきましょう。

2 望診の4つの側面「神・色・形・態」から、病状を大きな視点で把握する

新風：まず、望診の概念について簡単におさらいしましょう。現代中医学の入門書には、「視覚による診察法。全身および局所の望診で、病状を大まかに把握する」と説明されています。

富里：西洋医学の診察法にも視診がありますが、同じものと考えていいのでしょうか？

新風：**西洋医学の視診は、より客観性を重視し分析的です。東洋医学の望診は、目的意識を持って行うもので、より主観的**です。

富里：より主観的というのは、感覚を重視する東洋医学らしい部分ですね。

新風：学校でも習うはずですが、望診には四つの側面があります。富里くんは、何か分かりますか？

富里：「神・色・形・態」のことですか？

新風：その通りです。復習にはなりますが、改めてそれぞれの意味合いをお伝えしておきましょう。**「神」は生命そのものの輝きを直感的に把握するもの。「色」は主に五行学説の五色に分類し、関連する臓腑や寒熱などを察知するもの**、と言えます。

富里：生命力それ自体を感じ取ることが重要だと、学校でも教わりました。色はより分析的に観察するのですね。形と態では、何を診るのでしょうか？

新風：**「形」は肥痩や骨格、筋肉の付き具合など、静的なカタチである全身の形体から、虚実寒熱、病位などを把握**します。また、五華、五体、五官の形体から臓腑の状況を知ることができます。一方で、**「態」は「動きを伴うカタチ」であり、内生の病邪や経絡経筋としての病位などを把握**します。

富里：形・態には、静的・動的という対照性があるのですね。内生の病邪というと、内風、内熱、内火、内湿、内燥、内寒のことですよね。経絡によって栄養される筋組織である経筋の状態も態で把握できるとのことですが、例えばどのような状態から、どんな病態を予測できるのでしょうか？

新風：振戦やけいれんは内風であり、動きが遅いのは陽虚に多いですね。実熱の場合には、じっとできずに落ち着きがなくなります。経絡経筋に異常があれば、その部位の動きがスムーズでなくなったり、動かしづらかったりします。このように動きを伴うカタチから、様々なことが読み取れます。

富里：動きの中にも、病態を把握するためのたくさんのヒントが隠れているわけですね。

新風：そういうことです。ベッドへの移動時や仰向けやうつ伏せになったり体位を変える時にも、動きをよく見て感じ取ってくださいね。それでは、望診の概念についてはここまでにして、顔面診に入っていきましょう。

3 顔面診：感情の変化が表れる唯一の部位を診察するコツ

新風：まず、顔面診についてお伝えします。顔面自体は人体全体においては、上部にあります。つまり**顔面は陽の部位であり、五華でいえば、心の華**ですね。なので、**感情の変化、もっと言えば無意識の感情も含めて表れやすい**部位といえます。

富里：五華は「爪・面・唇・毛・髪」で、面は特に心の状態を反映するから、無意識の感情も含めた「感情の変化」が顔に表れるのですね！なぜ顔に感情や表情が表れるのかなんて、当たり前過ぎて考えたこともありませんでした。当たり前だと思っていたことも、このように説明いただけると納得感が違います。

新風：そこも東洋医学の面白いところですね。また**五官も顔に配当されるので、五臓全体の状況が反映される部位である、**といえます。

富里：五官は「目・舌・口・鼻・耳」で、確かに全て顔にあります。顔を診ることの重要性が分かってきました。具体的にはどのように顔を診察するのでしょうか？

新風：まずは明るい環境で、神・色・形・態を意識して観察してみましょう。**膏沢があって眼の輝きがあり、輪郭がしっかりしていれば有神**といえます。色合いでいえば、赤色が強い場合は内熱・気逆などを示し、青白の場合は寒証、あるいは痛みを示す場合もあるでしょう。

富里：望診で生命力を見ろと言われても、よく分かりませんでした。膏沢や眼の輝きなどを診ていけばいいと分かれば、イメージがつきやすいです。

新風：それでもあくまで部分に偏らずに、**全体を直感的に捉えることが重要**になります。他にも形・態では、顎が小さく、人中が浅いようであれば腎虚を疑います。また瞬きを頻繁にするようなら、肝気の実、内風傾向にあるといえるでしょう。

富里：頻繁な瞬きが内風傾向というのはイメージがつきますが、顎の小ささや人中の浅さで腎虚を疑うのはなぜなのでしょうか？

新風：顔における下の部分は、全身における下の部分の状況も反映します。だからこそ、顎や人中の状態から下焦にある腎の状態を掴めるというわけです。まずは、ざっとこのような感じで診ていきます。ベッドに横になってからより丁寧に観察するものではありますが、パッと見ただけで把握できるよう、普段から訓練するといいでしょう。

富里：いきなりは難しそうですが、普段からの心掛けが重要なのですね。意識してみようと思います。

4 顔面気色診：顔を見て、予後の良し悪しを判断するヒント

新風：それでは次に、顔面気色診を紹介します。顔面診の内容も踏まえつつ、**少し薄暗くして診ていくのが顔面気色診の特徴**です。その際に、『霊枢』五色篇に基づいて顔面に配当された臓腑の部位に変化がみられます。

富里：薄暗くして診るというのは面白いですね。具体的には、どんな変化が現れるのでしょうか？

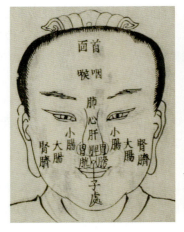 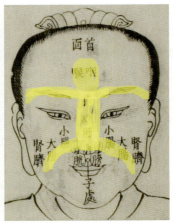

新風：例えば**明るい環境下ではっきりみられた色が抜けたり、その部位が浮き上がったり、沈んだり、あるいは広がったり狭くなったり、またあるいは違う色が現れたりします。**

富里：どこに変化があるかで、異常のある臓腑を見分けていくのですね。色が抜けるというのは…？

新風：本来は全て平らであるのが正常なのですが、一部が沈んで見えたり、実際に形体的に凹んでいることがあります。これを「気色が抜ける」という言葉で表現します。

富里：図によると、例えば眉間の部分の気色が抜けていた場合は、肺の異常を意味すると考えればいいわけですか？

新風：その通りです。鼻尖は脾、小鼻は胃にあたりますが、明るい環境下では特段違和感がなくとも、少し薄暗い中で診ると、鼻の輪郭がぼやけ、赤黒色がほんのりと浮き上がってくる、といったことがあります。脾胃に実熱があり、脾気を逼迫している可能性などを示します。

富里：どんな変化が出るかによって、臓腑だけでなく寒熱や虚実の鑑別にも繋げられるのですね。その他には、顔面気色診で分かるポイントはありますか？

新風：臓腑の状況以外に、肩や腰など全身の状況も伺えます。また、**五臓を中心とした上下の色抜けの状況によって順逆を判定する**場合もあります。**死に向かっていく年配の方などを診ると、徐々に下から上に向かって気色が抜けていく**ものです。

富里：順逆というと、予後の良し悪しの判断ですね。色が抜けていく方向によって、順逆が鑑別できるというのは、面白いです。どういう症状の方が顔面診や顔面気色診でどのような所見が見られるのか、具体的に教えてもらいたいのですが。

新風：そうですね、それでは問診の部分でお話した腰痛の症例の方を例に説明してみましょう。この症例の方は、全体としてはがっちりとした顔立ちで、赤黒く、顔全体の皮膚は腠理が開きがちですが、膏沢はそれなりにあります。全体として正気はしっかりしているといえるでしょう。赤黒色から、内熱傾向や瘀血の存在も伺えます。

富里：全体としては実傾向ということですね。

新風：そうですね。一方で、やや鼻から下は膏沢が乏しく、人中もやや浅くなっています。また五官としての耳が左右とも少し黒っぽいことがわかります。薄暗くして診ると、鼻っ柱すなわち肝の部分が青黒く浮き上がり、右の胆の部分が青白い。顴髎から顎にかけて黒く色が沈み、右のほうれい線が少し深いように見えます。

富里：ここから、どのようなことが読み取れるのでしょうか？

新風：実の側面としては、肝の部分が青黒く浮き上がっていることから、肝気実の経過が長いといえます。逆に虚の側面としては、鼻から下の膏沢が乏しく、人中も浅いことから、腎虚の可能性があります。また、右の胆の青白色や右のほうれい線は、右の腰部・足少陽胆経の異常を示している可能性がある。

富里：顔を診るだけでも、これだけの情報を拾うことができるのですね！　驚きです！

新風：あくまでも顔だけでなく、全体を診た上で総合的に判断することが必要ですが、顔を診るだけでもこのように予測を立てることができます。

5 爪甲診：爪を見て、流注する臓腑経絡の異常を見抜く方法

新風：次に爪甲診を見ていきましょう。爪というと、富里くんはどんなことを思い浮かべますか？

富里：爪の異常は、肝の病を意味すると学校では習いました。五華でも、爪は木に配当されています。

新風：そうですね。**爪甲は肝の華・筋の余りで、血との関わりが深い**といえます。まず、**半月の状態と爪甲の色の状態が重要**です。**淡紅色で膏沢があり、半月がしっかりあるものが正常**だといえます。

富里：半月も診るのですね。顔面診のように、変化の種類から病の鑑別もできるのでしょうか？

新風：もちろんです。色が淡白であれば血虚、暗紅や紫であれば瘀血を示します。膏沢がなく深い縦筋が入るものは、気血が弱っていることを示します。

富里：爪のそばには井穴がありますが、例えば手の人差し指の爪ばかりが割れやすかったり、色が悪い場合は、大腸経の異常として捉えるのでしょうか？

新風：鋭いですね。手足すべての爪甲を観察しますが、**特定の爪甲のみに異常がある場合は、流注している臓腑経絡が特異的に病んでいる可能性を疑います。**たとえば、慢性的な呼吸器疾患なら、手太陰肺経が流注する母指の爪甲だけ縦筋がひどい場合や黒い筋が入ることもあります。

富里：黒い筋が見られることもあるのですね。腰痛の症例の方の場合は、どういう所見が見られますか？

新風：症例の方の手の爪甲は、堅く丈夫で膏沢もあり淡紅色です。これは、まずまず良い状態といえます。ただ、足趾の爪甲全体に膏沢が無く、縦筋が強い。また、第五趾の爪が左右ともに、やや乾燥しています。つまり手足でいえば、上部においては気血にさほど問題がみられませんが、下部においては気血が不足傾向であることが分かります。また、特に腎・膀胱において何らかの異常、おそらく虚の状態があるのではないか、ということが伺い知れます。

富里：**手と足を比較することで、大きく上下の違いを捉えることができる**のですね。腎・膀胱における異常とおっしゃったのは、第五趾が膀胱の経絡が流注していることから判断しているのですか？

新風：足少陰腎経は、経穴としては湧泉から始まるとされていますが、

経脈としては第五趾から始まるため、腎あるいは足少陰腎経の反応も示します。また、爪甲自体には異常はありませんが、妙に左右の第一趾が反り返っているのが気になりました。臨床的にみると、足厥陰肝経が突っ張った状態であり、慢性的に肝鬱があるのではないか、ということが伺い知れます。

富里：ハイヒールを履いているわけでもないのに、外反母趾の人はいますよね。

新風：そういった方は足太陰脾経が弱く、足厥陰肝経が相対的に強い状態です。普段から甘いものを摂取するなどして、慢性的に脾胃に負担をかけていることが多いものです。

富里：爪甲診といっても、爪だけを診ているわけではないのですね。

新風：手指や足趾の色や形・態、また実際触れることで感じる寒熱についても、意識して診ておくといいと思います。

6 舌診：寒熱虚実や三焦の異常を見極める4つのポイント

新風：次に舌診について、お伝えします。舌診の内容は教科書や中医学書全般に詳しく書かれているので、より臨床的な内容についてシンプルにお話ししましょう。**舌診は、大きくいえば寒熱虚実の判断に非常に優れています。**

富里：熱に偏っているのか、冷えに偏っているのかが判断しやすいということですね。

新風：慢性雑病で寒熱虚実と順逆を判断する上でも重要ですし、**外感熱病の経過や病勢の判断にも有効**です。

富里：舌診も幅広く臨床応用できるのですね。具体的には、どのように舌を診ればいいのでしょうか？

新風：舌の表側を舌背、裏側を舌腹と言いますが、まずは**舌背の色合いで主として寒熱を伺い、力があるか無いかで虚実を伺います**。

富里：**色合いは淡紅舌が正常で、寒に偏っていれば淡白舌、熱に偏っていれば紅舌**になると学校で学びました。

新風：紅舌よりもさらに熱に傾くと、紅絳舌というさらにキツい赤色になりますし、舌苔も黄色くなります。熱が極限まで強くなると、黒い舌苔になることもあります。ただ、寒が極限まで強くなった場合にも黒くなるので、注意が必要です。ちなみに、黒苔になる前には灰苔や焦黄苔になることが多いですね。

富里：**舌苔は正常な場合は薄白苔**ですが、色によって寒熱も把握できるのですね。**虚実は、引き締まった老舌なら実、力のない嫩舌なら虚**、と考えればいいですか？

新風：基本的にはそれでOKです。さらに部位として**三焦に分けるなら、舌尖部は上焦、舌中部は中焦、舌根部は下焦**、といえます。**五臓六腑で分けるなら、舌尖部は心・肺、舌辺部は肝・胆、舌中部は脾・胃、舌根部は腎・膀胱**、といえます。舌背は、このように分けて見ることができます。

富里：顔面診でも出てきましたが、部分を全身の縮図として捉えるのは、

東洋医学の面白いところです。それと同じように、舌にも上焦・中焦・下焦の区分けと臓腑配当があるわけですね。舌腹はどのように診ればいいでしょうか？

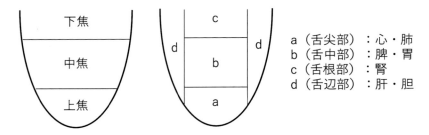

新風：まず**舌腹は、舌背と比べて舌腹は相対的に"血"といえます。**つまり**舌背のほうは相対的に"気"を示す**わけですね。つまり、深い病の場合には舌腹を観察する必要があります。

富里：**舌腹と舌背は陰陽関係にある、**ということですか。舌下静脈の怒脹が瘀血を意味すると習いましたが、舌腹が血の状態を表すという話と繋がります。

新風：瘀血が存在する場合、舌背が紫色になったり、瘀斑が現れたりすることもあります。ただ、案外舌背が綺麗な淡紅色でも、舌腹に舌下静脈の怒脹が顕著にみられることもあります。

富里：あくまで、舌背と舌腹の両面から、総合的に判断する必要があるわけですね。

新風：そういうことです。寒熱の観点で言うと、舌背が淡紅舌であっても、舌腹が紅絳であれば深い内熱を示す場合もあります。例えば出血性の疾患においては、血熱妄行による出血につながらないよう、注意して対処することが必要となります。

富里：舌を診ることで重症化する前に対処することも可能になるのですね。では腰痛の症例の方の舌の状態をご説明いただけますか？

新風：まず目に入るのは、少し暗くなった紅舌です。老嫩でいえば、老といえます。舌苔は舌辺にはなく、舌中部は薄白苔、舌根部はやや黄膩苔が見受けられます。全体としては乾燥気味です。そして、無苔の部分には紅点が散在しています。

富里：ここから、どのようなことが読み取れますか？

新風：まずは、実熱傾向にあるといえます。肝胆に慢性的に熱に偏る問題があり、また下焦には少し湿熱があるように見えます。舌腹は暗紅色で、舌下静脈がやや怒脹していることから、瘀血も多少存在しているようです。

富里：病因が浅いところにあるのか、深いところにあるのかだけでなく、**上焦・中焦・下焦のどこに問題があるのかを見抜くことで、よりシャープに身体を診る**ことができるのですね。

新風：それはとても重要な視点です。次にお伝えする脈診と繋げて考えることで、さらに厚みが増していきます。

7 脈診：鍼の腕を上げるために、絶対的な信頼が置けるモノサシの秘密

富里：それでは、脈診について教えてください。

新風：脈診はご存じの通り、長らく中国伝統医学において重要な切診で

す。もちろん、日本でも重視されてきました。脈診では、臓腑・経絡・気血・陰陽・順逆など様々な情報が得られます。しかし、**寸口脈診の原理から言えば、胃の気の盛衰を把握するのに長けている、**といえるでしょう。

富里：「胃の気」という言葉は学校でも聞いたことがあります。生命力そのものと理解していいでしょうか？

新風：様々な解釈はありますが、一応その理解でいいでしょう。ただ脈診については、はじめから細かい部分にこだわるよりも、**大雑把に一本の脈状として、浮沈・遅数・虚実を判断できることがまず大事**です。

富里：浮沈・遅数・虚実というと、六祖脈ですね。

新風：そうです。六祖脈を把握できるようになった上で、胃の気の脈状を見出せるようになることを目指しましょう。

富里：胃の気の脈状というのは、どのように診ていけばいいのでしょうか？

新風：胃の気の脈状については『素問』玉機真蔵論に「弱以滑（じゃくもってかつ）」という表現で示されています[※5]。ただし、これはあくまでも方便で、胃の気の脈状というのは、なかなか表現し難いものです。さまざまな脈状のなかに、この「名状をもってするに難しき脈」を見出せるようになっておくことが大切です。頭で考えるのではなく、触れて感得することが重要です。

※5：『素問』玉機真蔵論「脉弱以滑．是有胃氣．」

富里：「名状をもってするに難しき脈」というと、逆に言えば特徴が見出せないということでしょうか？　例えば、浮いてもいないし、沈んでもいない。遅くもなく、速くもない。強くもなく、弱くもない。硬くもなく、柔らかくもない。というようなイメージでいいですか？

新風：そうですね。偏りがなく、なんとも表現し難い瑞々しい（みずみずしい）生命力を感じる脈状が胃の気が充実した状態である、ということです。

富里：まさに中庸の状態ですね。

新風：**刺鍼をして、補法であれ、瀉法であれ、この胃の気の脈状がしっかり打つようになればいい**のです。私は伝統的な鍼灸医学に関わるものとして、「自然治癒力」という表現はあまり好みませんが、この胃の気が生き生きと脈状に反映してくれば、自然治癒力がますます活発になってきた、ということが分かるわけです。

富里：学校で実技練習をしていても、それが正しい治療だったのかどうか、治療効果が出せているのかどうかが判断できないことがあります。胃の気の脈状を把握できれば、治療効果を的確に判断できそうです。

新風：全くその通りで、**脈診は鍼灸施術の効果判定にこそ生かすべき**だと強調しておきたいと思います。また、治療を終えるべきタイミングも脈が教えてくれます。

富里：治療を終えるべきタイミング？

新風：**胃の気が十分に生き生きと脈状に反映されたならば、それ以上余**

計な処置はしない、してはならない、ということです^(※6)。『霊枢』第1篇「九鍼十二原」にもそのように記載されています。

富里：なるほど。「やり過ぎると悪化する」とは学校でも教えられていますが、その判断の仕方は分かっていませんでした。

新風：さらにいえば、**この胃の気の盛衰をきちんと把握できる脈診能力さえあれば、自身が施した鍼が"どの程度"効いたのか、さらに効かせるためにはどういう工夫をすればよいのか、を判断するための絶大な信頼がおけるモノサシになります**。このモノサシを用いることで、鍼の腕を上げていくわけです。

富里：効いたかどうかだけでなく、どの程度効いたかの判断もできるわけですね。自分の上達具合も確認できるとなれば、治療家として脈診を身につけない手はないですね。

新風：ただし、**実際の臨床現場では、脈診が役に立たない場合がある**ことも知っておきましょう。

富里：脈診が役に立たない？

新風：例えば、人工透析を行っている患者さんの寸口部にシャントが入っており、人工的に脈状が滑大散あるいは緩大散に変化していることがあり、通常の脈診ができない場合があります。また、酷い痛みがある場合には、脈が伏せてしまい、脈診自体が困難な場合もあります。

富里：脈診だけで証を立てて治療する流派もありますが、そういった患

※6：『霊枢』九鍼十二原「刺之気至．乃去之．勿復鍼．」

者さんの場合治療できなくなってしまいますね（汗）

新風：とはいえ、脈診はとても強力な武器になることは間違いありません。それでも脈診だけに頼らず、各種体表観察能力を身に付けておくことで、様々な病態に対応できるようになっておくことも大切なのです。

富里：それぞれの診察技術の特長と限界を知っておくことが大切なのですね。それでは、腰痛の症例の方の場合に脈診からどのような情報が得られるか、ご説明いただけますか？

新風：1息4.5至、沈滑数の脈状であり、全体に硬さが伺えます。術者が一呼吸する間に触れる患者の脈拍をもとに、脈の速さを判断しますが、1息3半至〜4至が正常な速さなので、数脈傾向と言えます。

富里：術者の呼吸と患者の脈拍を比較するというのは、面白いです。一回の呼吸で、3.5〜4回の脈拍であれば正常なのですね。

新風：古典の記載によれば、1息に対して4〜5至を正常脈とし、それ以上を数脈としますが、臨床的には**1息3.5至くらいが正常な脈**ですね。さらに言えば、**脈を押さえてみて、脈が指に押し返してくる力のことを脈力**といいます。そして、**脈の一番浅いところで脈が触れる浮位**と、一

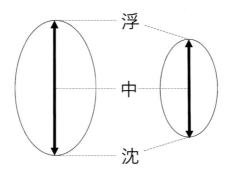

番深いところで脈が触れる沈位との距離のことを**脈幅**といいます。脈力も、脈幅も十分にある状態であれば、胃の気がしっかりしているといえます。

富里：脈速、脈力、脈幅から胃の気の状態を察知するわけですね。他には、脈診からどのようなことが読み取れますか？

新風：中位に弱以滑、すなわち胃の気の脈状は十分感じ取ることができ、順証であることがわかります。また、右の尺中の浮位に「枯脈」と呼ばれる胃の気に反する脈状が見てとれました。

富里：枯脈というのは、どのような脈なのでしょうか？

新風：ひからびた餅の表面に触れたようなカサカサした脈のことを、枯脈と呼んでいます。ひきつったり極端に堅くはないですが、潤いやしなやかさが乏しい脈ですね。

富里：「右の尺中の浮位に枯脈を打っている」ということからは、どのようなことが読み取れますか？

新風：おそらくこの場合には、右の腰部から下半身において、気の停滞があるということを示すのでしょう。舌診でも上焦・中焦・下焦と分けて考えましたが、脈診も同じように**寸口を上焦、関上を中焦、尺中を下焦として考えることができます**。正しい処置を加え、右尺中の枯脈が消失し、脈全体が中位に戻って数脈が落ち着いてくればよい、ということがわかります。

富里：なるほど！　舌診と脈診の共通点と相違点が見えてきました。診察法独自の特長や他の診察法とオーバーラップする部分を踏まえて、総

合的に診ていくという感覚が少しずつイメージできてきました。ただ、脈診に苦手意識を持っている学生が、僕の周りには多い印象があります。僕もその1人なのですが、脈診を習得する上でまずやるべきことは、やはり浮沈・遅数・虚実を丁寧に診ていくことでしょうか？

新風：六祖脈は基本になります。分からなければ分からないなりでもいいので、治療前後で脈の変化を確認してみましょう。信頼できる先生と感覚を合わせていくことが一番の近道ですが、とにかく治療前後で脈を診るという習慣をつけるところから始めてみることをオススメします。

富里：学校でもやってみようと思います。

新風：もっと言えば、普段から自身の脈も診るようにしましょう。食前・食後、排泄の前後で脈がどう変化するのか診るようにしておくといいと思います。

富里：毎日の習慣から意識的に感覚を磨いて、脈がどう変化するのか観察するわけですね。試してみます！

8 腹診：腹部を全身の縮図として空間的な気の偏りを見破る技術

新風：それでは次に腹診について、お伝えしていきます。

富里：よろしくお願いします。

新風：腹診は中国大陸よりも日本で発達した、ということはよく知られています。鍼灸家のみならず、湯液家にとっても重要な診察法ですね。

様々な腹診がありますが、腹部打鍼術で有名な夢分流腹診を臨床応用しています。

富里：鍼灸医学は中国で発展してきたイメージでしたが、腹診は日本で発展したのですね。夢分流腹診というのは、どういう診察技術なのでしょうか？

新風：まず図を見てみてください。**夢分流腹診では腹部に臓腑配当がなされており、基本的には臓腑に異常があった場合に、その配当されたエリアに緊張を中心とした"邪"を触知**できます。

富里：かなり細かく区分けされているのですね。腹部に五臓を配当した図は学校でも学びましたが、全然違いますね。

新風：難経系の腹診では、図のように五臓を配当していますね。難経系腹診より夢分流腹診が臨床応用しやすいので、私は夢分流腹診を使っています。

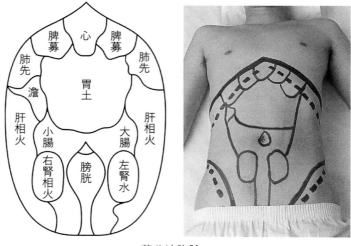

夢分流腹診

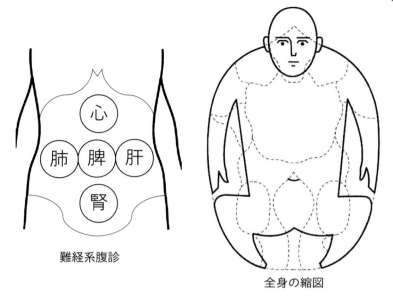

難経系腹診

全身の縮図

富里：邪に対して、直接治療を施すのでしょうか？

新風：打鍼術では、腹部の邪に対して直接アプローチすることになります。

富里：打鍼術というのは、どういうものなのでしょうか？

新風：気になるところだと思いますが、具体的な治療技術については、後の章でまとめて解説することにしましょう。ここでは、あくまで診察技術としての腹診に焦点を当ててお伝えしようと思います。

富里：わかりました。前のめりになってしまいましたね（汗）　腹診も脈診と同じように、効果判定にも使えるのでしょうか？

新風：もちろんです。**腹部を治療しなくても、腹診から得られた指標となる邪が緩み、正常になればいい**わけです。たとえば、脾気虚の場合左

右の脾募に多くは沈んだ邪が現れますが、太白穴を補うことで沈んだ邪が浮き、さらに緩めばよいわけです。

富里：**主に緊張として現れる邪をターゲットに、診察や治療、効果判定まで行う**のですね。他にはどんな特長がありますか？

新風：臓腑としての病位を知ることができるわけですが、**臍を中心とした腹部は全身の縮図でもある、という視点をより重視**しています。

富里：腹部に全身を投影するのですね。これは具体的にはどのように臨床で役立つのでしょうか？

新風：例えば、肝鬱気滞などによって右肩こりが慢性的にあった場合、臓腑として脾胃に問題が無かったとしても、右の脾募に強い緊張がみられることがあります。また、腎虚が無くとも、急に腰部を傷めた場合には腎水や腎相火に緊張が現れます。

富里：**臓腑に異常がなくても、全身の反応に合わせてそのエリアに邪の反応が出てくる**わけですね。

新風：このように**人体の縮図として空間的な異常を表す場合もあるので、注意が必要**になります。しかし、常に複眼的な視点をもって診ていくことで、腹部だけでより立体的に病態を把握することが可能となります。

富里：舌診では舌根部、脈診では尺中で下焦の状態を把握できるということにも繋がります。立体的に身体を把握していけるというのは、面白いですね。

新風：いずれにせよ、脈診だけ、あるいは腹診だけ、といった、特定の診法だけにこだわることなく、さまざまな体表観察情報を重ね合わせていくことが重要です。そうすることで、例えば右脾募の邪が臓腑としての脾胃の問題ではなく、空間における右上の気の停滞を示していた可能性が高い、といったことが明白になっていくわけです。これが多面的観察の優位性といえるかと思います。

富里：多面的に見ていくことで、その診察法の意味合いがより明確に分かってくるということですね。そうなると、より客観的な診察に繋がっていくと思います。それでは、症例の方の腹診所見について解説いただけますか？

新風：症例の方は、心と右肝相火の深い部分に緊張がみられ、右の章門穴付近が冷えています。また、左肝相火は表面から深在まで緊張がみられます。また、臍周囲から小腸、右腎相火まで緊張がみられました。臍下の任脈通りは少し虚軟なようです。

富里：ここからどのようなことが読み取れますか？

新風：沈んだ邪や表在から深在まで緊張がみられる場合、病として慢性化している場合が多いです。また章門付近の寒熱、特に冷えの反応は臨床上注意が必要であり、治療処置によって冷えの反応が取れるか取れないか、ということから肝あるいは脾の病の重篤度がうかがい知れる場合が多いものです。

富里：章門は足厥陰肝経上の経穴でもありますし、脾の募穴でもあります。また、夢分流腹診では肝相火に当たることからも、章門は肝や脾との関わりが深いといえるわけですね。

新風：よく勉強していますね！　また、臍周囲には気滞の反応が現れ、小腸から腎相火の反応は、少陽胆経や腎の臓あるいは腰部の状況を表しているといえるでしょう。臍下の任脈通りの虚軟は「臍下不仁」といい、腎虚を示すものとして知られています。

富里：臍下不仁は学校でも学びました。緊張を邪として捉えるということは、関係する臓腑が実に傾いていると考えればいいのですか？

新風：そこはとても重要なポイントです。**邪は主に緊張を捉えるわけですが、必ずしも臓腑経絡の実を示すとは限りません。**表在まで緊張している場合には、確かに関わる臓腑経絡が実の状態であることもあります。しかし、邪は虚実よりも臓腑や空間としての「病位」を示すもの、とまずはご理解ください。

富里：それでは、臓腑の虚実はどのように判断すればいいのでしょうか？

新風：次にお伝えする背候診で、臓腑の虚実は判断できます。

富里：さっそく聞かせてください！

9 背候診：臓腑の虚実と病の慢性度を把握し、治療方針に結びつけるスキル

新風：それでは続いて、背候診についてお伝えしていきます。

富里：よろしくお願いします！　背候診というと、背中を診察するのですか？

新風：そうです。背候、あるいは背診とも言われます。「背候」は背部を候う（うかがう）、「背診」は背部を診る、なので、「背候診」というと少し冗長になるのですが、習慣として私は背候診と呼んでいます。

富里：背候診にも歴史的な発展の経緯などがあるのでしょうか？

新風：『霊枢』背兪に、背部兪穴を観察し、お灸をする、ということについて述べられています[※7]。日本でも、江戸期の医家である香川修庵の『一本堂行医言』に背部の観察の重要性が記されています。また、近現代においては、沢田健先生が背部兪穴をよく観察して灸治されたことが有名です。

富里：腹診と同じように、背候診は日本でも発展してきたのですね。背中を診察するということですが、具体的にはどのように診ていくのでしょうか？

新風：背候診では、**沢田流を参考に、督脈・1行・2行・3行を観察しています。1行は棘突起の際、2行は督脈穴の外1寸5分、3行は督脈穴の外3寸で高さは1行と同じところを診ます**。学校で習う、足太陽膀胱経の1行線が2行、2行線が3行、ということになりますね。

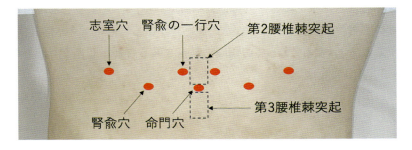

※7：『霊枢』背兪「皆挟脊相去三寸所．則欲得而驗之．按其処．応在中而痛解．乃其腧也．灸之則可」

富里：督脈や棘突起の際まで診ていくのですね。

新風：『霊枢』に記載がある通り、**臓腑は督脈穴に付着している**、ということを前提として、臓腑の反応が督脈穴に現れます。しかし、**慢性化するに従って２行・３行に移動したり、広がってきたりします**。実際の臨床でも、例えば２行の肝兪に反応がなく、３行の魂門に虚の反応があった場合、肝血虚として虚側の太衝穴を補うと、魂門の反応が無くなり片方の肝兪に虚の反応が現れる、といったことが観察されます。また、**臓腑に熱がある場合には督脈穴や１行に反応が出やすい**、ということも特徴です。

富里：**督脈は陽脈の海とも言われますが、陽気が集まることから熱の反応が督脈に出る**のですね。腹診と違って、背候診での虚実の反応は、臓腑の虚実と結びつけて考えていいのでしょうか？

新風：そうですね。**背候診によって、臓腑としての病位や虚実の状況を把握することができます**。

富里：そのほかにも背候診をする上でのポイントはありますか？

新風：後ほどお伝えする原穴診を含む経穴診全般に言えることですが、**ツボの左右差を重視**します。**ツボの左右差がある場合に、片方に治療を行うことで、"左右"としての陰陽の平衡を図ることができる**わけです。『霊枢』邪気蔵府病形に記載がありますが、慢性化し左右とも沈んだ虚になってしまえば、たとえば灸で浮かせてくるといった手法を取る場合もあります[※8]。

※8：『霊枢』邪気蔵府病形「視其脉之陥下者灸之.」

富里：左右のバランスを整えることが陰陽の調和に繋がって、身体がより良い状態に向かうのですね。

新風：また、背候診において、臓腑の反応を示す背景の考え方として、督脈である骨と関わりが深く、2行・3行は足太陽膀胱経であり、その裏は腎です。つまり、**先天の元気・腎の精気をベースにして、背部の穴処の反応が現れる、**という原理も知っておきましょう。一定の年齢になり、腎気が弱ってくると、背部においては脊柱の凹凸ばかりが目立ち、2行・3行の反応が不明瞭になってくることもありますね。

富里：腎が弱ってくると、背候診でも反応が見えにくくなってくるのですね。根本に腎があるからこそ、背部の経穴に反応が現れるという点も興味深いです。それでは、症例の方で背候診の臨床応用の仕方について、教えていただけますか？

新風：症例の方では、左心兪が沈んでやや実の反応、左肝胆兪に顕著な実の反応、筋縮に熱感と圧痛、左右の腎兪が沈んで虚、左志室、左膀胱兪が虚、小腸兪の真ん中の鳩杞穴に圧痛、膀胱兪の真ん中の腰奇穴に圧痛・鈍痛が認められました。七情の不調和は肝鬱気滞の病因であるとともに、七情自体がまず心の臓に影響することから、心気においてもある程度鬱滞を示しているといえるでしょう。

富里：単に虚実だけでなく、痛みの感じ方の違いなども診ていくのですね。ここで得た所見から、どのような病態が考えられるのでしょうか？

新風：肝兪の顕著な実の反応や筋縮の圧痛は、肝鬱気滞に内熱を帯びていることを示している可能性が高いと考えられます。また胆兪の反応は、肝鬱の経過が長いことから、表裏関係にある胆の腑の兪穴にも広がっている可能性もあります。あるいは、腰部を捻ったことにより足少陽

胆経の経気不利を起こしたことで、経絡経筋から腑に影響しているのかもしれません。胆の腑そのものの病症がなければ、肝鬱によるものと考えていいと思います。

富里：慢性化すると、2行・3行など外に広がるだけでなく、表裏関係にある臓腑の兪穴に反応が出てくるのですね。

新風：また、腎兪の沈んだ虚や、3行の志室の虚、表裏関係にある膀胱兪の虚や腰奇の圧痛・鈍痛はやはり慢性化した腎虚であることが多いものです。また、小腸兪や鳩杞あたりは、位置として下焦にあり、腎虚として現れる場合もありますが、小腸兪と鳩杞には足少陽胆経が流注するので、足少陽胆経の経絡経筋の異常を示している可能性もあります。また、腰痛が無くとも小腸兪や鳩杞に反応がある場合、子午陰陽として肝鬱が影響している場合もあります。

富里：子午陰陽は、臓腑が活発に働く時間を割り当てたものだと学校で学びました。**肝は夜中の1～3時、小腸は昼の1～3時で真逆の時間にあたりますが、だからこそ関係しあう**ということですね。

新風：このように、臓腑の反応は2行・3行などの背部の外側に出るだけでなく、表裏関係にある臓腑の兪穴や、**子午陰陽関係にある臓腑の兪穴に反応が出ることもあります。**背候診も他の診察技術と考えることで、その反応が何を意味するのかをよりシャープに絞っていくことができます。

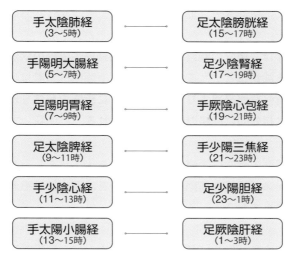

子午陰陽関係

10 原穴診：経絡経筋の状況を把握し、病の即座な軽快を狙う強力な武器

新風：続いて、原穴診にいきましょう。原穴については『霊枢』第一篇の「九鍼十二原」や『難経』六十六難に記載がみられます。それぞれの定義は少し異なりますが、六十六難によれば、**原穴とは三焦の元気が注ぎこむ穴処で、先天の元気とともに後天の元気に関わるツボ**といえます(※9)。経絡上における臓腑経絡の代表的なツボ、と言い換えることができるでしょう。

富里：原穴は学校でも教わりますし、有名なツボも多いです。その分臨

※9：『難経』六十六難「原者、三焦之尊号也、故所止輒為原」

床にも幅広く応用できそうですね。

新風：原穴診は、原穴の観察を通じて経絡経筋や臓腑の状況を把握することができる診察法といえます。背候診とも臨床的意義は近いものがありますが、**背候診が経絡よりもダイレクトに臓腑の反応を示すのに対して、原穴診は相対的に経絡の反応もよく現れる**、と理解してください。

富里：経絡経筋の異常は腰痛の方の症例でも出てきましたが、改めてどのようなケースが経絡経筋病にあたるのかを、原穴診の意義も含めて教えていただけますか？

新風：そうですね、例えば急激に膝に負担をかけ、足陽明胃経の経気不利を起こして膝蓋骨周囲を傷めたとします。これは経絡経筋病にあたりますが、そういった場合には原穴である衝陽穴に実や熱感の反応が現れることが多いものです。この場合、衝陽穴の実と熱の反応が取れるような刺鍼を行えば、即座に膝痛は軽快します。

富里：即座に軽快するのですか。そんな治療ができれば、患者さんにも喜んでもらえそうです。

新風：また、原穴だけでなく『霊枢』に「榮輸は外経を治す」とあるように、**急性の経絡経筋病の場合には榮穴、兪穴にも反応が現れやすいもの**です（※10）。足陽明胃経の場合でしたら、内庭と陥谷ですね。

富里：原穴診と言っても、原穴だけを診るわけではないということですか？

※10：『霊枢』邪気蔵府病形篇「榮輸治外經.」

新風：原穴診を行う時に対象となるのは、主には手足の十二原穴です。ただ、原穴近隣や流注上の重要穴処も必要に応じて意図的に診ていくと、病態の慢性度や血の状況、特異的な邪気の存在、奇経八脈の状況などを伺い知ることができます。例えば太白を診る場合には、絡穴であり、衝脈の主治穴である公孫や、三陰交、血海を診ることで、脾胃の病態の慢性度や血の虚実の状態を伺い知ることができます。

富里：絡穴は慢性病に効くと習いましたが、病態の慢性度を診察できるわけですね。衝脈は血脈の海とも言われますし、三陰交や血海も血に関わるツボだからこそ、血の状態を把握できるのですね。

新風：原穴診はとても応用範囲が広いですよ。話が逸れてしまったので、先ほどの膝痛に話を戻しましょうか。慢性的に脾胃を病んでいる場合、足陽明胃経や足太陰脾経に影響して、特に負荷をかけたわけではないのに、膝痛を発症する場合があります。こういった場合は臓腑から経絡に伝播した病だと言えます。この場合に「臓腑の病が本、経絡の病が標」と診断し、脾兪や胃兪といったダイレクトに脾胃にアプローチできる経穴に刺鍼することで、結果的に経絡経筋の病症である膝痛を治すことも可能です。

富里：背候診がダイレクトに臓腑の反応を示すのに対して、原穴診は相対的に経絡の反応がよく現れるというお話がありましたが、そこに繋がりますね。**根本が経絡ではなく、臓腑にあるなら背部兪穴を治療する方がより効果的**というのも納得です。

新風：**原穴は臓腑とともに経絡の反応も示すので、臓腑から経絡に伝播した病に対しても有効**です。つまり、衝陽穴や太白穴で治療すれば、それは"標本同治"になります。

富里：経絡に波及した「標」と一緒に、根本原因である臓腑の「本」を同時に治療することができるということですね。標本同治の概念は学校でも学びましたが、どのように治療すれば実現できるのかは全く想像できていませんでした。こんな治療ができるとカッコいいですね。それでは、腰痛の症例の方では、原穴診でどのような情報が得られるのか教えていただけますか？

新風：手においては右の合谷に顕著な実、八脈交会八穴では右の後溪に実がみられ、足では、左太衝が実、右が虚中の実で左右差が大きい。右の足臨泣が実、左の太溪・照海に虚の反応がみられました。

富里：ここから、どのようなことが読み取れますか？

新風：合谷は手太陰肺経と表裏関係にある手陽明大腸経の原穴であり、「肺は気を主る」ということから"気"の虚実を示しやすい穴処です。この場合は、肝鬱からの気滞を示しているといえます。後溪は手太陽小腸経の兪木穴であり、また八脈交会八穴としては督脈の主治穴です。また、後ほど尺膚診でお伝えしますが、空間としては上部の左右を示し、少陽経の左右差を示す面もあります。

富里：空間というと、腹診で説明いただいた「全身の縮図」が思い浮かびますが、そこにも繋がってきそうですね。

新風：その通りです。他にも太衝は肝の原穴であり、実を中心として左右差が大きい、ということは長きに渡って肝鬱が存在することを示唆しています。足臨泣は足少陽胆経の兪木穴であり、帯脈の主治穴でもあるので、右の足少陽胆経の経気不利、帯脈の不通の状況を表しているといえるでしょう。太溪は足少陰腎経の原穴であり、照海は同じく腎経でありつつ陰蹻脈の主治穴です。いずれも腎虚を示しているといえます。

富里：どのような情報が何を意味するのか、徐々に見えてきた気がします！

11 井穴診：一番浅いツボから、一番深い臓腑の状況を覗き込む秘訣

新風：それでは、次に井穴診に入っていきましょう。

富里：診察技術は10以上使っているとのお話もありましたが、やっぱり凄まじく多いですね…（笑）

新風：確かに多く感じるかもしれませんが、それぞれの診察法の特長を理解し、技術が向上すれば、習得にもそれほど時間はかかりません。それぞれの診察法の特長と欠点を把握しながら臨床応用し、さらに客観性を担保するとなると、どうしても多角的に診察する必要性が出てきます。ここまでの診察法だけでも十分に臨床で対応できますが、さらに突っ込んであと２つの診察技術をみていきましょう。

富里：あと２つ！　ようやく終わりが見えてきました！　それでは、井穴診について聞かせてください。

新風：わかりました。ご存知の通り、井穴は五兪穴の一つで、手足の指の末端に存在しています。そもそも井穴は経脈の流注が水流が始まる源泉に似ているので、「井穴」と呼ばれています。また、**経絡系統の一つである十二経筋は手足の末端から始まることから、井穴は経筋との関わりも深い、**といえます。

富里：経筋との関わりが深いのですね。爪が筋の余りだということとも

関連するのでしょうか？

新風：そう考えていいと思います。さらに**重要なことは、経脈の末端に位置しています。つまり、陰経から陽経、もしくは陽経から陰経、へと陰陽をつなぐ「絡」の意味を持ちます**。陰陽論における、転化の理論「陰極まれば陽となり、陽極まれば陰となる」ということから、臨床的にみて深在に位置する臓腑の反応が、最も浅く外にある井穴に現れます。

富里：そんな話は初めて聞きました！　つまり、**井穴は絡穴とも言える**ということですね。しかも、**一番深く、内にある臓腑だからこそ、逆に最も浅く外にある井穴に反応が現れる**というのは、とても面白いです！

新風：興味深いですよね。これも陰陽の法則の一つなわけです。例えば、急性の腹痛で病位として肝か脾かを判断する場合、肝の井穴・太敦と脾の井穴・隠白を診て、病位の主体がどちらかにあるのかを判断できます。また、実際に治療点としても臓腑の病に対して大きな効果を上げることもしばしばあります。

富里：**急性の症状でも反応が出てくる**のですね。井穴と言えば、至陰へのお灸で逆子が治る、というのはよく言われていますし、井穴刺絡も有名ですよね。

新風：臓腑に熱や瘀血がある場合に、井穴の鬱血を確認して刺絡をすれば驚くような効果が得られる場合があります。臓腑の病に対しても、効果があるという一つの例だと思います。臨床的にまとめてみると、急性の臓腑あるいは経絡の病態においてはっきり圧痛としても反応を示し、病位としての臓腑あるいは経絡を特定できる反応点であるし、場合によっては治療穴になります。

富里：ただ、井穴というとものすごく小さなツボというイメージもありますが、どのように診ていくのでしょうか？

新風：井穴そのものは、他の穴よりも小さく浅くデリケートであるため、私は井穴そのものを診ることはあまりしません。むしろ、**手ではDIP、PIP、IPの各関節、足ではDIP、IPの各関節の硬さを診ることで、ツボに負担をかけずに判断します。**もちろん、**刺鍼や刺絡をする場合には井穴そのものも観察し、刺鍼・刺絡は井穴に行います。**

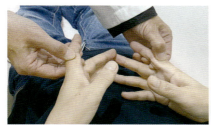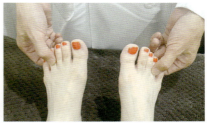

井穴診

富里：井穴ではなく関節の硬さや圧痛を診ることで、井穴の代用をするのですね。症例の方の場合、井穴診ではどのような情報が得られますか？

新風：腰痛の症例の方では、腰部の回旋によって傷めたため、足少陽胆経の経絡経筋を傷めている可能性が高いです。しかし、腰部に流注する十二経絡経筋は足太陽膀胱経、足少陽胆経、足少陰腎経があるので、鑑別が必要です。また、もし臀部を中心として痛む場合は足陽明胃経も疑います。

富里：鍼灸師にとって腰痛はありふれた病ですが、原因も色々あるのですね。

新風：この方の場合は、結果として手の井穴には顕著な反応はみられず、右足竅陰に顕著な緊張と圧痛がみられました。また、左右の太敦に緊張はみられましたが、圧痛はありませんでした。おそらく、急性に右の足少陽胆経を傷めたことが足竅陰に圧痛を伴う反応として現れ、左右の太敦の反応は肝鬱が慢性化した結果、感覚が鈍麻しているものと考えられます。適切な治療処置をして、足竅陰の反応がなくなればよいわけです。また、逆に、太敦については感覚が戻り、圧痛が出てくるでしょう。

富里：**慢性化すると、感覚が鈍くなる**のですね。**圧痛が出てくると悪化しているように感じますが、感覚が戻るというのは正常に近づいているので、治療としては成功と言える**わけですね。

新風：そういうことです。

12 尺膚診：空間的な気の偏在を明確にし、最も効く一穴を導き出す方法

新風：それでは最後に尺膚診について、お伝えしましょう。

富里：いよいよラストですね！　よろしくお願いします。

新風：尺膚診は『内経』や『難経』に記されている古い診察法ですが、現代においてはあまり用いられていません。元々は百脈を朝する太陰肺経の延長として、前腕の陰経側のみの皮膚の状態から、上中下の空間や臓腑の状況を把握したり、また寸口脈における脈状と対比する診法だったようです。

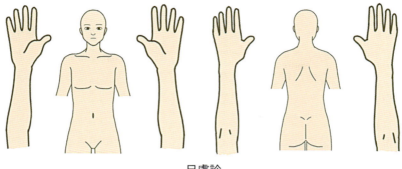

尺膚診

富里：尺膚診というのは聞き馴染みがなかったのですが、今はあまり使われていないのですね。新風先生はどのように臨床で使っていらっしゃるのですか？

新風：私は積極的に尺膚診を取り入れていますが、**主に上下・左右・前後の空間的気の偏在を見出し、選穴の参考に用いています。なおかつ、診察部位を陰経側だけではなく、前腕のすべての皮膚面あるいは、手背・手掌も含めて観察します。**

富里：前腕部分を広く診察するのですね。空間的に診ていくというのは、具体的にはどのように診察するのでしょうか？

新風：体表解剖学的に経絡系統をみていきます。例えば、腹部は陽明部位、背部は太陽部位、側頭部は少陽部位の上部、といった診方も当然しますが、肘関節より遠位の部分を人体の縮図として、診ているわけです。

富里：腹診の全身の縮図にも通じますが、前腕や手にも全身を投影して診ていくのですね。具体的にはどのような異常がどのような反応として、現れるのでしょうか？

新風：例えば、左の側頭部痛があった場合、左の後溪穴付近が冷えていたり、また、湿熱下注による腹痛があると、尺沢から曲沢付近に熱感を感じる場合があります。これが空間として症状が尺膚診に表れる、ということです。腎虚が無くとも片側の腰痛であれば、左右どちらかの天井穴や曲池に冷えや熱感として反応が現れやすいです。

富里：主に寒熱の反応を診ていくことで、その部位に相当する全身の異常が読み取れるわけですね。選穴の参考にするとのお話もありましたが、その部分を詳しく教えていただけますか？

新風：選穴の話でいうと、例えば仮に足少陽胆経の経気の不通の腰痛、であることが明らかなときに、①後溪から腕骨付近、②支正付近、③曲池から肘髎付近、の３つのパターンで左右差を診たとして、分けて考えてみましょう。①であれば、そのまま後溪や百会、②であれば、章門から帯脈付近、③であれば、丘墟や臨泣に選穴するとより効果的である、ということがわかります。

富里：尺膚診で反応のある高さに合うツボを治療点とすることで、より大きな効果が見込めるということですね。

新風：もちろん、それぞれの穴処にちゃんと虚なり実なりの反応が現れていることが前提です。ちなみに、百会は反応に合わせて左右にずらして用いることもよくありますね。

富里：症例の方の場合、尺膚診ではどのような反応が現れるのでしょうか？

新風：この方の場合、右の天井には反応はみられず、左の天井が冷えており、経穴として虚の反応がみられました。なおかつ、左右の手掌や手

背全体に熱感があり、他の部位はどちらかといえば冷感として感じましたが、右の曲池付近だけ熱感がありました。

富里：ここから、何が読み取れるのでしょうか？

新風：急性腰痛としては右足少陽胆経の不通であり、後溪穴も選穴候補になりますが、下部の足少陽胆経の経気不利を示す右の足臨泣に瀉法を施すことで、右足少陽胆経の不通をより効果的に疎通させることが可能であろう、と予想がつくわけです。

富里：曲池は下の方にあるので、取穴でも足少陽胆経にあるツボで下にある足臨泣を治療すれば、より大きな効果を上げられるわけですね。

13　8つのツボの分類から経穴の虚実の見極め、病態を多角的に掴むテクニック

富里：ここまで様々な診察技術についてご説明いただきましたが、ここで改めて新風先生に伺いたいことがあります。それは、虚実についてです。学校でもよく聞きますが、同じツボでも先生によっては虚や実の反応は全く別のものとして捉えることも少なくないと思います。虚実の見極めについて、どのように考えればいいでしょうか？

新風：重要なポイントですね。背候診と原穴診の説明の中で、虚・実・虚中の実、という表現をしてきましたが、経穴の虚実の判断の仕方についてお伝えしたいと思います。

富里：ぜひお願いします！

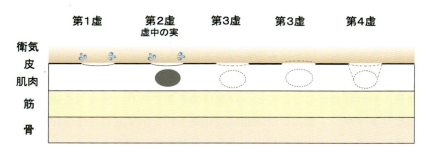

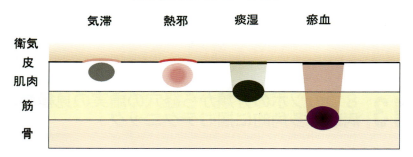

新風：これはあくまでも模式図でありますが、経穴について、このような虚と実の反応があると理解し、実際に臨床における判断基準としています。『霊枢』衛氣篇には「虚実はツボが軟らかい、あるいは堅い、というのが指標となり、それは刺鍼によって補瀉を行う場所である」と記載されています^(※11)。

富里：この模式図は、どのように見ればいいですか？

新風：これらの模式図では、主に浅部から深部へと経穴反応が進むこと

※11：『霊枢』衛氣篇「能知虚石之堅軟者．知補寫之所在．」

が示されていますが、水平面においても経穴の虚実の反応が進めば、より広がりも出てきます。例えば、背部兪穴の虚の反応が広がれば、場合によっては手のひら大に広がることもあります。

富里：手のひら大！めちゃくちゃ大きい…！**進行したり、慢性化したりすると、ツボの反応はより深く、より広くなる**のですね。

新風：さらに追加で説明しますと、まず実の模式図を見てみてください。邪気の性質や深さが異なるわけですが、**右側になるほど相対的に重い実**である、ということでもあります。また、特に実の反応においては、その穴位効能の影響をよく受けるものです。例えば合谷であれば、気の虚実を示しやすいし、三陰交であれば、血の虚実を示しやすいものです。

富里：この模式図で実の反応の中でも、合谷は一番左の実・気滞の反応が出やすく、三陰交は一番右の実・瘀血の反応が出やすい、などでしょうか？

新風：その通りです。合谷に実の反応が現れている場合、初期段階では浅い部分に気滞を中心とした実の反応を示しやすいですが、その実の反応が沈んでいっても、瘀血の反応にまではなかなかなりません。また逆に、三陰交であれば、浅在まで瘀血の反応としてカチカチの邪を示す、といったこともあるわけです。

富里：その**反応の出方が、そのままツボの効果、穴位効能にも繋がる**というわけですか！納得です。

新風：経穴は奥が深くて、本当に面白いです。ここで、経穴における虚実の反応を理念的、かつ、実践的に理解してみましょう。

虚の穴	表在	深在
第一虚	弛緩・発汗・冷感	正常（周囲と同じ）
第二虚 （虚中の実）	弛緩	緊張（緊張・蒟蒻状）
第三虚	弛緩 or やや膨隆	弛緩 空虚
第四虚	弛緩・空虚	空虚

実の穴	表在	硬結の所在	深在
実（気滞）	緊張（冷え）	分肉の間 （皮と肌肉の間）	緊張または正常
実（熱邪）	緊張（熱）	肌肉と筋の間	緊張または正常
実（痰湿）	緊張（粘稠な発汗・魚鱗の如き皮膚質）	肌肉と筋の間	緊張（粘）
実（瘀血）	緊張（肌膚甲錯・細絡）	肌肉〜筋と骨の間	緊張（硬、軽石状）

新風：経穴の虚の反応は一番左の第一虚に示されている通り、表在が弛緩し、発汗することが多く、また冷感も認められやすいものです。東洋医学概論で学んだ通り、気には固摂作用、温煦作用がありましたね？

富里：ありました！つまり、**気が不足することで固摂作用、温煦作用が失調して、力がなくなって弛緩したり、水分を保てずに発汗したり、温められずに冷える、**ということですか？

新風：さすがですね。その通りです。次の段階の第二虚は虚中の実とも呼びますが、**特定の臓腑経絡の正気が弱ることで、部分的に邪気の存在を許してしまいます。**よって、第二虚の反応を呈しやすくなります。さらに**正気が弱れば、気のみならず血も弱り、その穴処における栄養機能も低下して、浅在あるいは深在において、空虚となり、第三虚や第四虚といった反応を示す**ようになります。年配の方の腎兪や志室によくみられます。

富里：なるほど！経穴の反応やその進行の仕方も含めて、気の作用で全て説明できるのですね。このように、原理を元に解説いただけるのは、とても貴重です。

新風：では、実の反応をみてみましょう。先ほど示した通り、経穴固有の穴位効能によって異なりますので、虚の反応の図と比べて、より模式的といえるかもしれません。しかし、気の特性、気血津液の関係性からみると、左から**気滞、次に陽である気の停滞が強いために熱を持つ、次に津液に影響し痰湿を形成し、最終的には血の停滞として瘀血となり、その深さも順に深くなる、**ということは理解できると思います。

富里：無形の状態から、慢性化して悪化すると有形の病理産物が生まれる、という流れですね。さらに反応が出る場所も深くなっていく。

新風：実際に体表観察レベルでこれらの邪気の状況を把握することも可能ではありますが、実際に刺鍼してみるとよく分かると思います。気滞であれば、浅く刺鍼すると同時に抵抗感を感じ、瞬間的にさーっと気が散るのを感じますし、熱であれば、刺鍼した瞬間に"ぐんっ！"と鍼に邪が絡みつくような得気を感じるでしょう。

富里：ツボの状態によって、刺鍼の感覚も変わるのですね。具体的な経穴をあげるとすると、どこのツボではどんな刺鍼の感覚を得ることが多いですか？

新風：例えば、多気多血の陽明経である実の合谷であれば、浅く気滞の部分に刺入すれば、サーっと気が散り、一気に深く刺入した場合に、熱邪を捉えることが多いです。さらに、豊隆穴が実の場合、少し深く刺せば、ねっとりとした痰湿の邪を捉えることが多いです。三陰交の実に対して刺入すれば、"かちっ"とした壁のような邪に当たり、しばらく待つとキャラメルのように溶けてくるような感覚や、刺入した時に軽石に刺さったようなカサカサした感じを得るかもしれません。

富里：瘀血は軽石に刺さったような感覚、というのは学校でもよく聞き

ます。こう考えると、刺鍼の感覚からも身体の状態を把握することができそうですよね。

新風：本当にその通りで、**刺鍼そのものが体表観察にもなります。**こういったことを臨床で経験しながら、今示したような模式図をお見せしているわけです。ただし、これらはあくまでも模式図であり、**必ずしもこの順で良くなったり悪化したりするわけではありません。**

富里：どういうことでしょうか？

新風：例えば痰湿や瘀血は病理産物であり、背景の病理として、脾気虚や気虚、血虚がありえるわけです。仮に痰湿の反応を特異的に示しやすい豊隆穴に実の反応があり、痰湿の存在が伺える場合に、正しい選穴として脾兪を瀉したとします。脾兪の左右差が揃い、諸々の所見が改善したとして、豊隆を観察してみると、邪の位置は浅くなるが、穴の表面に虚が現れる、ということもあり得ます。

富里：実の状態から、そのまま正常に戻らない場合もあるのですね。実から虚に傾くことがあっても、それ自体は悪化しているわけではなく、より根本の脾気虚の反応が出てきたと考えればいいわけですね。

新風：また、三陰交のように血の病理を特異的に示す穴処には、最初から瘀血の反応を感じる場合もあります。他の所見と照らし合わせた上で、柔軟に認識していただけるとよいでしょう。

富里：固定的に考えるのではなく、臨機応変に診察していくことが重要なのですね。

新風：基本的にはこの模式図に従い、虚実の程度や質を認識し、臓腑経

絡の虚実を判断しましょう。最終的に八綱レベルでの虚実の弁証にも役立ちます。

富里：ツボの虚実についての考え方がとてもよく分かりました。ちょうど弁証という言葉が出てきましたが、ここまでの診察で得た情報を使って、いよいよ診断に入っていくわけですよね？ここまででも、十分治療できそうな気がしますが（笑）

新風：とんでもない！ここからが本番と言えるほど、弁証・診断は重要ですよ。診断の過程を踏むからこそ、たった一穴で大きな効果を出せる治療を実現できるようになるのです。

富里：新風先生の鍼灸治療の真髄に、より迫っていくことができるわけですね。それでは、さっそく診断について聞かせてください！

第5章

病因病理と6つの弁証法で
的確な治療を実現する方法

1 鍼灸医学を実践する上で、絶対に押さえておくべき必須条件

新風：それでは、診断についてお伝えしていこうと思います。

富里：よろしくお願いします。

新風：すでにお伝えした通り、診断で用いる理論は現代中医学です。学校でも学んでいる『新版 東洋医学概論』(以下：テキスト)の内容は「基礎中医学」を網羅しているといえます。まずこの内容をしっかりと押さえておくことですね。

富里：国家試験にも多く出題される科目で、今の学生であれば誰でも勉強しています。新しい理論をゼロから学ぶよりは、断然とっつきやすいと思います。

新風：ただ、普段は多くの方が現代科学的な思考で過ごしていらっしゃると思うので、気一元や陰陽論、五行論といった中国の古代思想・哲学は難しく感じるかもしれません。また、五臓六腑の概念も学びますが、臓器の名称が西洋医学と同じ名称であっても、示している内容が全く異なるので最初は抵抗があるかもしれません。もちろん、経絡についても西洋医学の神経系統や血管系統ですべて説明がつくわけではありません。

富里：西洋医学的な心臓と東洋医学的な心は別物だと学校でも教わりますが、確かになかなか実感が持ちづらい面もあります。経絡をデルマトームに紐付けて説明しようとする人もいますが、完全に一致するわけではないですしね。

新風：こういった違いについて、現代の自然科学に基づく西洋医学で説明できないから、東洋医学が言っていることは間違っている！　と、一蹴する方もいまだ多いようです。しかし、そもそも西洋医学、東洋医学それぞれの背景にある思想・哲学は異なります。西洋医学で説明できないからといって、それが間違いだ、というのは実は偏狭な考え方であるといえましょう。沢田健を世に紹介した中山忠直氏も『漢方医学の新研究』で、そのように述べておられます(※12)。

富里：**昔の知識人たちも、東洋的な身体の見方を西洋的に説明することはできないと言っている**のですね。現代に生きる私たちは、西洋的な考え方のみが正しいと考えがちですが、対等なものとして東洋医学を捉えるスタンスが重要ということですね。

新風：そうです。決して優劣ではないのです。東洋医学に携わるものとして私たちがやるべきことは、**患者さんが訴える症状の原因やその原因がどのように生体に影響して発症しているのかをより客観的に理解したうえで、施術を行うことです。それでこそ、鍼灸"医学"として多くの患者さんに貢献できる**のではないでしょうか。

富里：鍼灸医学の基礎として、客観性を担保することが重要だと繰り返しお伝えいただいています。そのためにも、まずはテキストの内容をしっかり理解しておくことが重要ですね。

新風：診断を行う上での基本内容は、テキストに含まれています。これらの内容を理解した上で、内科学・婦人科学など中医各科の専門書を紐解くことによって、弁病したり、弁証できるようになっていくでしょう。

※12：『漢方医学の新研究』「単に東洋的な系統によつてのみ説明し得るものである以上、決してそれを西洋的な生理解剖を基礎として説明するに及ばぬと云ふ事を、澤田氏に忠告せられてゐる。」

富里：弁病という言葉が出てきましたね。弁証はよく聞きますが、弁病とはどういう概念なのでしょう？

新風：ちょうどそこから話を展開しようと思っていたので、さっそく弁病からお伝えしていきましょう。

2 過去の名医たちの知恵を借りるために、まず診断で行うべきこと

新風：前提として、現代中医学では各科ごとに様々な疾病を定義しています。目の前の患者さんが訴える症状や四診を通じて得られた情報から、**中医学的に弁病します。つまり、"中国伝統医学ではいかなる疾病なのか"を判断**します。

富里：病を弁える（わきまえる）という字にも意味が表れていそうですが、中医学的に病気を特定する、つまり病名を付ける、ということですか？

新風：そういう理解でよいでしょう。弁病ができれば、各科専門書に記されているその病の基本的特徴をまず押さえます。つまり"その病として特有の"病因病機、弁証類型のパターン、予後等を把握する、ということです。

富里：中医学的に弁病ができれば、各科専門書の内容を参考に、四診を通じて実際の患者さん固有の病因病理を導き出した上で弁証することで、的確な治療が可能になるということですね。

新風：そういうことです。これまで**中国医学に携わってきた多くの医家**

の知恵を借りて診断や治療を行うためにも、**第一に弁病が必要**になります。

3 弁病で病態と根本原因を明確にし、複数の病を一網打尽にする方法

富里：実際の臨床では、具体的にはどのような流れで弁病をするのでしょうか？

新風：実際の臨床においては弁病を一つに絞ることが難しい場合もあります。例えば、普段から月経痛や月経が遅れるという症状がある中で、慢性頭痛や皮膚疾患を兼ねている場合、それぞれに「痛経」「経行後期」「頭痛」「乾癬」といった弁病をする場合があるわけです。

富里：複数の病が重なっているわけですね。こうなると、診断も複雑になりそう（汗）

新風：一見複雑そうですが、それぞれの疾病特有の病因病機が分かっていれば、それぞれの病機がどのように重なり合い、どのように病として表現されているのか？どの病から治すべきか？その病を治すためにどんな配慮が必要か？といったことが明らかになることも少なくありません。

富里：複数の病が重なっていたとしても、根本原因は同じという可能性があるわけですね。具体的には、このケースならどのような原因が考えられるのでしょうか？

新風：例えば、飲食不節により中焦において湿熱を生じ、上部に影響す

れば前頭部を中心とした重痛が現れ、皮膚に影響し風熱化すれば、乾癬となります。また、飲食不節をしてしまう背景に、職場でのストレスで七情不和から肝鬱気滞やそれに伴う気滞血瘀が起こり、それが衝任脈・下焦に影響した結果、痛経、経行後期、といった病となっている、という流れです。

富里：一気に全ては理解できませんが…（汗）　この場合、とにかく肝鬱気滞や気滞血瘀が根本原因で、その他の症状はそこから派生して出てきたということですよね？それなら、肝鬱気滞や気滞血瘀を治療してしまえば、全ての病が一気に治るとか…？

新風：まさにその通りです。こういった場合、痛経・経行後期を優先して疏肝理気・活血が上手くできれば、月経周期は整ってきます。また、肝鬱気滞自体が内熱を生じ、一部化火・上逆して、頭痛や乾癬にも影響しているようであれば、疏肝理気と同時に瀉火・降逆も兼ねれば、頭痛や乾癬も同時に改善しやすいでしょう。

富里：肝鬱気滞が改善されれば、ストレス食いもなくなりますか？

新風：そうですね。ストレス解消目的で飲食不節がある場合は、肝鬱が解消されることで、食習慣自体を改善しやすくなります。さらに二便の排泄も改善することで、結果的に湿熱を溜めず、なおかつ取り除きやすくなる、といったことはよくあります。

富里：めちゃくちゃシャープな治療が実現できるわけですね。結果的に、一回の治療で「痛経」「経行後期」「頭痛」「乾癬」などの症状を一網打尽にできるというのは驚きです。

新風：弁病することで、**各種疾患特有の病因病機を踏まえて、患者さん**

固有の病因病理を明らかにするからこそ、たった一穴で全ての症状を治療することも可能になるわけです。そして、私はこの**病因病理**をチャート図の形式でまとめるようにしています。**これを病因病理チャートと呼んでいる**のですが、この症例の場合はこのように落とし込むことができます。この流れについては、弁証の部分にも触れながら、後々詳しく解説していこうと思います。

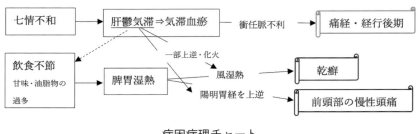

病因病理チャート

富里：チャート形式だととても分かりやすいですね。最終的には、このように病因病理をまとめることができれば、複数の病をたった一回の治療で一網打尽にできる可能性が出てくるのですね。

4 臨床鍼灸師として、最低限押さえておくべき西洋医学的な観点

富里：弁病の重要性や目的はよく分かってきました。弁病を行う上で、他に気をつけておくべきポイントなどありますか？

新風：医療機関を受診しつつ、鍼灸を希望して来院される方も多いものです。**西洋医学的な診断および病名診断や、西洋医学としてのその疾病の特徴も知っておきましょう。**病名診断を参考にその疾病の予後や今のステージを知っておくことで、より適切なアドバイスができます。患

者さんのほうが、ご自身の病気についてよく知っていらっしゃることも多々あります。臨床鍼灸師もある程度知識を持っておく必要があるでしょう。

富里：東洋医学をベースに考えつつも、西洋医学的な観点も重要なのですね。確かに患者さんの方が詳しいという状況だと、医療従事者として示しが付かないですよね（汗）

新風：また西洋医学でいうと、**レッドフラッグサインは押さえておきたいですね。必要に応じて、医療機関に任せられることは鍼灸臨床家の能力として必須です。**もちろん、東洋医学的にも危険度が高いと判断できていることも重要なことです。

富里：弁病の話で、西洋医学的な病名と中医学的な弁病がズレることもあるのでしょうか？

新風：そうですね、西洋医学の病名診断が同じでも、東洋医学的弁病が異なる場合はあります。例えば、「子宮筋腫」という病名診断が下されたとして、腹診をしてはっきりと腫瘤を認めれば「癥瘕（ちょうか）」という弁病ができます。しかし、腫瘤を触れることなく、経血量が異常に多く、月経痛が激しいのであれば、「月経過多」「痛経」という弁病として扱います。しかし、その後はやはり腫瘤がはっきりと現れる場合も少なくなく、「癥瘕」になりうる可能性がある、ということも踏まえて対処することが必要です。

富里：**西洋医学を理解しながらも引きずられることなく、診察や診断は東洋医学としての考えを貫いて、治療にあたることが重要**なのですね。よく分かりました。

5 鍼灸医学の診断における「証」と「病因病理」の根本的な違い

新風：ここで、診断において重要な「証」と「病因病理」の違いについて、改めてお伝えしようと思います。

富里：初めの方で、動画と静止画という例えを使ってご説明いただきましたよね。診断の核となる部分だと思うので、改めてご説明いただけますか？

新風：病がそもそもどういう経緯で発症するのかというと、外邪の感受や七情による内傷などの病因があって、臓腑経絡・気血などがさまざまに病理変化を起こして病症を発します。例えば先ほどの、月経痛・月経後期の部分を例とすると、このようになります。**病因病理は、病のストーリーを示していることがわかります。**いわば「動画」と言えます。

七情の不調和	⇒	肝鬱気滞	⇒	気滞血瘀	⇒	月経痛・月経後期
病因		病理1		病理2		疾病

富里：**病因病理は発症に至るまでの流れを含めた全体像で、時系列も踏まえているので、「動画」と表現できる**ということですね。それでは、証はどうでしょうか？

新風：**証はこの動画のなかで治療すべき病理**、ということができ、**病因病理が「動画」であることに対して、証は「静止画」と表現できます。**病理1として、発症初期において肝鬱気滞レベルであったとすれば、月経痛もさほどひどくはなく、経血に血塊が混じることも少ないでしょう。ここでの証は「肝鬱気滞」なので、治則治法は「疏肝理気」となります。処置としては、太衝や肝兪がよいでしょう。

富里：逆に言えば、月経痛がひどく、経血に血塊が混じってくると治療も変わってくるということですか？

新風：鋭いですね。元々の月経痛は小腹全体の脹痛だったのに、それが左大巨あたりで激しい刺痛となり、経血の色は紫黒色、血塊も多く出てくるようになってきた。こうなると、病理2の気滞血瘀が主要な病理となります。つまり、ここでの証は瘀血も関与してきた「気滞血瘀」です。瘀血のウェイトが大きくなってきた場合の治則治法は、「理気活血」になります。処置としては、三陰交のように活血作用を有する穴処を選穴する必要も出てくることになります。

富里：少しずつ分かってきました！**病因病理は同じでも、病の進行度合いによって立てる証が変わる**のですね。**証を立てれば治則治法が明確になるので、それに合わせて選穴や治療を行う**という流れですね。

新風：その通りです。ここで注意しておきたいところは、病理2が解消されてくると、一般的には病理1の肝鬱気滞が中心となり、疏肝理気で対処できるようになってくるということです。

富里：**同じ患者さんでも病の進行や治療による変化も合わせて、その都度最適な証を立てて治療する必要がある**わけですね。

新風：**動画としての病因病理を掌握しておくことで、今後患者さんがどのようになっていくのか、という予後の判断もある程度可能になります。**この患者さんであれば、適切な処置を加えなければ、瘀血が増悪したり、あるいは湿熱から痰を生じることで、癥瘕になる可能性があります。もしくは、内熱が盛んになれば血熱妄行して崩漏、といった病に転化する可能性があることが分かります。

富里：動画としての病因病理を把握していれば、悪化した場合にどうなるのかをパターン別に予測することもできるのですね。そして、そうならないように**先回りして治療を施せるとなると、治未病が実現できる**ということですか？

新風：その通りです。「動画」である病因病理を把握するなかに、「静止画」としての証がある、ということ、そしてその重要性がご理解いただけたと思います。それでは、ここからはそれぞれの弁証について、詳しくお伝えしていこうと思うのですが、その前に「病因とは何か？」という点について改めて考えてみたいと思います。

6 「病因」という言葉が持つ、根源的な意味合いを問い直す

富里：病因というと、文字通り「病気の原因」だと思っていましたが、違うのでしょうか？

新風：確かにその通りの意味なのですが、そもそも「原因とは何か」という部分を少し掘り下げてみたいと思うのです。すべての病症・現象は"結果"と言えますが、その手前にある"原因"を捉えてこそ、根本治療になります。つまり、その"原因"をどのように認識し、どう"対処"できるかが重要ということです。

富里：おっしゃることはなんとなく分かる気がしますが、具体的にはどういうことでしょうか？

新風：月経痛・経行後期の患者さんの状況を考えてみましょう。現状、大きな意味での病因として挙げられているのは、なんでしょうか？

富里：七情不和と飲食不節、の2つですね。

新風：そうですね。**臨床においては「七情不和」について、問診で術者側がどれだけよく理解できているか？ということが大きなポイントになります。問診を進めるなかで、共感をし、いわゆるラポールを形成しつつ、患者さんが語りたいことを語ってもらい、上手に聴きだすことが大事**です。ただし、患者さんが話すことに抵抗があるような場合、無理に聞きだすのはNGです。

富里：学校でも問診について学びますが、患者さんが話したいことを話せる状況を作ることが重要だと教わります。治療者の都合で、治療者の聞きたいことだけを聞くと、患者さんとの関係性が築けず、結果的に治療も失敗してしまいます。

新風：そのような前提を踏まえて、よくよく話を聴いてみると、「上司が高圧的で、何か言われると憤りを感じつつも、思考停止するんです」と患者さんが言ったとします。さらに、「実は実家では父親が厳しく絶対的な存在で、父親が言うことには絶対服従だったんですよね」といったことも話してくれました。

富里：どちらも同じ七情不和と考えられそうですが、意味が違うということでしょうか？

新風：七情不和が病因なのは変わりませんが、「高圧的な上司の存在とその発言」がその具体的な内容と言えそうです。しかも、その背景には「高圧的な父親の存在」がある、と病因の前により根源的な病因もあると理解できます。

富里：つまり、「高圧的な父親の存在」があったから、「高圧的な上司の

存在とその発言」に影響を受けてしまう、ということですね。

新風：そういうことです。ただ、同様にその高圧的な父親の子である姉は、より厳しく高圧的な上司の職場でもストレスを感じることなく、元気に仕事ができているようです。このことを考慮すると、外的要因である「高圧的な物言いをする人の存在」そのものが病因と言えるでしょうか？それとも、本人の内的な問題なのでしょうか？術者として、こういった患者さんをどう導くことができるでしょうか？

7 患者さんとの関係性を大切にしながら、一番深い病因に辿り着く近道

富里：とても難しい問題ですね。答えは一つではないと思いますが、新風先生はどのようにお考えなのでしょうか？

新風：私のスタンスは**患者さんに負担がない形で、患者さんが置かれている状況、そう感じる背景などについて可能な限り共感をもって、まず受け止めます。**しかし、基本的には求めがない限り、その内容について**私の見解を伝えたり、アドバイスをしたりすることはありません。**心身一如であり、気一元です。より正しく病態把握をし、一本の鍼を通じて、心や魂を含む生体の陰陽調和を図ることで、**身体を健全にし、ご本人の気づきを促すことが最善**だと考えています。

富里：正しく病態把握をした上での一本の鍼で、実際に心もほぐれてくるのでしょうか？

新風：治療によって、頑なな心がほぐれてくることはよくあります。そのタイミングで患者さんに必要な「一言」を伝えることで、一本鍼のよ

うに大きくその患者さんの心と魂に響き、病から解放されていくこともあります。

富里：患者さんにかける一言が、鍼のように効くこともある、ということですか。どのタイミングで、どのような言葉をかけるのかは、それほど重要ということですね。

新風：ともかく病因というものは重層的で、術者の認識によって相対的なものになってしまう可能性があります。また、**医療に携わるものとして全人的に理解しようとする姿勢が大切**です。しかし、どこまでいっても、患者さん自身を除いて、全てを把握することは不可能です。もっと言えば、患者さん本人ですら全てを把握することはできないかもしれません。しかし、こういった姿勢でまず患者さんと向かい合う、ということの重要性をお伝えしておきたいと思います。

富里：**病因は重層的で浅いものから深いものまで、多岐に渡る**のですね。病因を探すことに必死になってしまう面もあるかもしれませんが、あくまで**患者さんの理解に徹しようという姿勢が、結果的に一番深い病因に辿り着く近道**になるのかもしれませんね。病を治療することだけではなく、患者さんを救うことが鍼灸医学の目的であることを改めて認識しました。

新風：そういう姿勢が重要ですね。また少し熱が入ってしまいましたが、ここからは各種弁証について、お伝えしていこうと思います。

富里：ぜひ、よろしくお願いします！

8 病にあった弁証法を用いることで、病の本質を把握するヒント

新風：それでは弁証について、お話ししていきます。**弁病に基づいた疾病が持つ病因病機、また患者さん固有の病因病理の状況から、どの弁証によって、より病の本質を把握できるかが異なります。**また、病因病理を踏まえつつ、様々な角度から弁証することで、より立体的に患者さんの状況を掴むことができます。

富里：全ての患者さんに対して、同じように弁証するわけではないのですね。

新風：八綱弁証は全ての患者さんに行いますが、弁証自体の違いによって使い分ける部分もあるということです。それぞれの弁証の違いは、網目やサイズの異なる漁業網と表現できます。極端に言えば、**シラスを獲るのにマグロの巻き網は不適ですし、その逆も然りです。**適切な網を用いてこそ、目的の魚種を効率的に獲ることができるのと同じで、**"その病"に合った弁証を用いることで、正しくその病の証を特定することが可能になります。**

富里：それぞれの弁証に特長があって、目的に合わせて使い分けていけばいいのですね。間違った使い方をしてしまった場合は、どうなるのでしょうか？

新風：**その病に合わない弁証を用いてしまった場合、静止画としてのその病理・病態を正しく把握できません。**例えば、風寒邪を感受したカゼひきの初期段階であれば、六経弁証でいう太陽病、ということになります。この場合、病位は表で邪正が闘争しており、主として足太陽膀胱経の経気の異常を起こします。その結果、頭項痛、悪寒、発熱といった病

症が現れます。

富里：カゼを引いた場合には、咳や鼻水が出ることもあります。そうなると、臓腑でいうと肺の異常として捉えることはできないのですか？

新風：咳嗽や鼻閉・鼻汁といった肺気に関わる病症も現れるので、臓腑でいえば一部肺に異常がある、といえます。しかし、あくまでも太陽経における邪正闘争が本、肺気の異常は標、ということです。

富里：つまり、**根本原因ではない臓腑を治療したところで治らない**、ということですね。

新風：仮に六部定位脈診で肺虚であったとしても、まず脈状としての浮緊あるいは浮緩が、今の病理を示していることになります。また、肺虚として太淵・太白の補法が本治法、ということになろうかと思いますが、この処置だけで対応しきれない場合も少なくないのではないかと思います。

富里：一つの観点、一つの弁証法だけですべてを把握し、対処しようとすると、どうしても無理が出てくるということですか。

新風：そういうことです。いずれの弁証においても、それを証明するためにより確かな情報や因子を挙げることが重要になります。そのために、四診を精密に行うことが必要ですし、体表観察で得られた所見を追加することで、それらの証明がより確かなものになります。

富里：問診だけでなく、体表観察所見と結びつけることでより確かな弁証が可能になるのですね。それではさっそく、それぞれの弁証について教えていただけますか？

新風：そうですね、まずはどんな場合にも必ず使う八綱弁証から入っていきましょう。

9 八綱弁証：表裏・寒熱・虚実を明らかにし、大きな治療の方向性を決定する技術

新風：すでにお伝えしたとおり、**八綱弁証は病因の外感・内傷を問わず、全ての患者さんに行います。どのような疾病も八綱、つまり表裏・寒熱・虚実・陰陽から外れることはありません。**

富里：八綱弁証は学校でも学びました。**病位としての表裏、病性としての寒熱、病勢としての虚実を明らかにして、トータルとして身体が陰に傾いているのか、陽に傾いているのか、を把握するための弁証**ですよね。ただ、こんなに大雑把な見方が実際の治療に活かせるのでしょうか？

新風：弁証は漁業網とお伝えしましたが、八綱弁証は網目の荒い大きな網として捉えることができます。確かにこれだけで治療に繋げられるかというと難しい面もありますが、八綱弁証は大きな方向性を教えてくれるという点でとても役に立ちます。

富里：**大きな方向性を決めてから、細かい部分を分析的に見ていく、という流れで治療方針を絞っていくわけですね。**

新風：そういうことです。鍼灸治療では、八綱の中でも特に虚実弁証が重要となります。

富里：虚実が重要なのですね。具体的な例を挙げて、教えていただけま

すか？

新風：そうですね、それでは先ほどの月経痛の方の症例の場合を考えてみましょう。八綱弁証は、このようになります。

> 表裏弁証：
> - 裏：外邪の関与はなく、病因として七情不和を主とし、飲食不節を従とする慢性雑病である。
>
> 寒熱弁証：
> - 熱：口渇あり、身熱感あり、大便に臭気あり、小便色が濃色、紅舌・黄膩苔
> - 寒：足先が冷えやすい
>
> 虚実弁証：
> - 実：脈力がしっかりした弦脈、舌質は老、運動や入浴の負荷によって疲労しない

富里：それぞれについて、詳しく教えていただけますか？

新風：まず病位については、六淫の外邪を外感した初期であれば表とします。しかし、このケースは外感病ではなく内傷による症状なので、裏となります。寒熱については検証が必要ですが、トータルとして裏熱であり、足先が冷えやすいのは気逆によるもの、と考えられます。

富里：気逆で足が冷えるというのは、確かに想像できます。虚実についてはどうでしょうか？

新風：一般的には、正気虚がないことから実証を証明します。しかし、

実際の臨床では臓腑・気血津液・病邪などの邪実を表す病理を示します。さらに各種弁証でそれぞれを証明するようにしています。

　　実：肝鬱気滞（⇒臓腑経絡弁証にて証明）
　　　　気滞血瘀（⇒気血津液弁証にて証明）
　　　　脾胃湿熱（⇒臓腑経絡弁証にて証明）
　　　　風湿熱（⇒病邪弁証にて証明）

富里：臓腑経絡弁証や気血津液弁証で邪実を表すものは、八綱弁証でも実として扱うのですね。虚証の病理も同じように証明すればいいのでしょうか？

新風：正気虚があった場合にも、虚証としての病理を同じように証明すればよいでしょう。

富里：分かりました。臓腑経絡弁証や気血津液弁証という言葉が出てきていますが、これからご説明いただけるのでしょうか？

新風：はい、これからより細部に渡って病症を特定する弁証法について、お伝えしていきますね。

10 臓腑経絡弁証：問診情報と体表観察情報を組み合わせて、臓腑と経絡の異常を見極める方法

新風：それでは、臓腑経絡弁証に入っていきましょう。皆さんのテキストや一般的な中医学書では臓腑弁証と経絡弁証は分けていますが、**臓腑と経絡の関係は、理論上は臓腑＝幹、経絡＝枝葉として捉えることができます**。臨床においても、臓腑が病んだ場合は臓腑病症のみならず、経

絡に波及して経絡病症に繋がることが多くみられます。

富里：臓腑と経絡は一体のもので、分けて考えることはできないのですね。臓腑と経絡の病症について証明していくのだと思いますが、具体的にはどのように考えていくのでしょうか？

新風：例えば、中年以降の女性によくみられる膝痛を挙げてみましょう。甘味や油脂物を多く摂取し脾胃を傷めた場合、脾胃の経気が不通あるいは不栄の状態となります。こういった状況では、経絡経筋に大きな負荷をかけずとも膝の前から内側にかけて痛み、場合によっては慢性的な膝関節水腫となったりします。こういったケースでは、どういった治療をすると効果的だったか覚えていますか？

富里：ええーと、確か体表観察の背候診や原穴診の部分でもご説明いただきましたよね？　**経絡経筋の病症には榮穴、兪穴や原穴が効果的ですが、臓腑病にはダイレクトに臓腑の反応を示すツボ、たとえば背部兪穴を治療するとより効果が上がる、**というお話でした。今回は臓腑病なので、脾兪や胃兪が効果的だと思います！

新風：その通りです。臓腑経絡弁証では、**臓腑と経絡を一体のものとして扱うとはいえ、どちらにより比重があるのかも含めて鑑別していく必要がある**わけです。

富里：どちらが根本原因かを見極めることで、より良い治療に繋げるためですね。先ほどの月経痛の症例の方で臓腑経絡弁証を行うとしたら、どのようになりますか？

新風：チャートからすると、証明すべきは肝鬱気滞と脾胃湿熱、足陽明胃経の上逆、ということになります。まずは、肝鬱気滞から挙げてみま

しょうか。

　　肝鬱気滞：
　　①問診情報：
　　　・職場で精神的ストレスを感じイライラすることが増えてから、月経痛を感じるようになってきた。そのころから、出社している間、溜め息をつきやすく、両脇が少し突っ張る。
　　　・常に抑鬱感がありイライラしてしまうが、旅行などでリフレッシュするとしばらく気分はスッキリする。
　　②体表観察情報：
　　　・顔面気色診：肝の部が顕著に青黒く沈んでいる。
　　　・舌診：舌尖〜舌辺にかけて紅点が多くみられる。
　　　・脈診：脈弦・有力
　　　・腹診：左肝相火に顕著な邪がみられる。
　　　・背候診：右肝胆兪がはっきり実であり、左右差が大きい。
　　　・原穴診：左右の合谷・太衝はいずれも実であり、右合谷・左太衝の実の反応が強い。

富里：なるほど！　問診情報と体表観察所見を合わせるという意味が、ようやく理解できました。このように整合性を確認して、証明していくのですね。

新風：弁証ではこのように四診合参して、証を確定していきます。

富里：ストレスでの増悪や脈弦は、肝の病症の特徴だと学校でも学びました。緩解因子も重要というお話をされていましたが、ここに繋がってくるのですね。体表観察でも、肝に関わるツボに実の反応があったり、顔や舌にも肝に配当されている箇所に異常があれば、肝鬱気滞の証明に

使えるということですね。

新風：ここで一つだけ注意があるのは、脈弦は肝あるいは気滞の脈状で、有力の場合は正気虚ではなく邪気実を示す、ということです。脈弦だけでは、一応臓腑の病位が肝であったとしても、虚実は不明です。有力であれば邪気実と判断し、肝気鬱結や気滞の脈状ということになります。

富里：ここで何が証明因子となるのかを確認した上で、体表観察の部分を振り返れば見え方も変わって、学びが深まりそうです。

新風：そうですね。一調子で一気に理解することは難しいと思います。**何がどういう証明因子として使えるのか、証明するためにはどういう要素を拾う必要があるのか、行ったり来たりしながら確認すると、納得感が出てくる**と思います。

富里：ストレスで増悪する、リフレッシュしたら楽になる、ということを問診情報で聞いた時点で肝鬱気滞を想定して、体表観察では肝や気滞に関わる部分を診ていけば「やっぱり反応がある！」となるわけですね。

新風：そういうふうに、**仮説を立てて体表観察をしていくことも重要**ですね。**「絶対こういう反応が出ているはずだ！」と決めつけて診察するのは危ないので、注意が必要ですが、仮説を立てて診ていくことはスキルアップにも繋がりますし、見え方が変わってきますよ。臨床レベルもグンと上がるはず**です。

富里：そのためにも、弁証にどのような情報が必要になるのかを知っておくことは重要ですね。続いて、脾胃湿熱はいかがでしょうか？

新風：脾胃湿熱の証明はこのようになります。

 脾胃湿熱：
 ①問診情報：
  ・上腹部が痞え、膨満している感じが常にある。
  ・大便は泥状便であり、臭気が強い。小便色も濃黄色。
 ②体表観察情報：
  ・舌診：舌中～舌根部にかけて分厚い黄膩苔がある
  ・腹診：左右ともに脾募が緊張（右＞左）し、胃土の上部にも緊張がみられる
  ・背候診：右脾兪胃兪に実の反応がみられる
  ・原穴診：右太白、右衝陽が実
  ・経穴診：右足三里・豊隆が実

富里：脾胃湿熱というと寒熱では熱に傾いているわけですが、熱に傾くと大便の臭いが強くなったり、小便の色も濃くなるのですか？

新風：そうですね。料理を想像してみて欲しいのですが、グツグツ煮込み続けるとどうなるでしょう？　濃度が濃くなることで香りが強くなって、色も濃くなるのが想像できると思います。ここでは当てはまりませんが、他にも痰の粘稠性が増してきたりします。そして、特に湿熱の場合は黄膩苔が現れる、というのは特徴的な所見ですね。

富里：料理でグツグツに煮込むというのは、イメージしやすいです。身体が熱に偏ると、同じようなことが人間の身体にも起こるということですね。経穴診で「豊隆が実」となっていますが、絡穴なので慢性化しているということなのでしょうか？

新風：三陰交が血の反応を表すように、豊隆は特に湿痰の反応がよく現

れるものです。脾胃の病態が慢性化しても豊隆の反応はもちろん現れますが、ここではひとまず湿熱や湿痰の反応を表していると捉える方が自然だと思います。

富里：ツボの特徴も踏まえて、弁証に活かすのですね。それでは、足陽明胃経の上逆はどうでしょうか？

新風：足陽明胃経の上逆の証明はこのようになります。

> 足陽明胃経の上逆（気逆）：
> ①問診情報：
> ・頭痛の部位が前頭部にある。
> ・前頭部の痛みとともにほてり感、のぼせ感がある。
> ②体表観察：
> ・原穴診：左右の衝陽が膨隆し実の反応（右＞左）
> ・経穴診：右足三里・豊隆が実、左右内庭に熱感
> ・井穴診：左右厲兌に顕著な圧痛がみられる

富里：特に頭痛の場合、前頭部は陽明、側頭部は少陽、後頭部は太陽、頭頂部は厥陰に関わる、と学校で学びました。ここでは足陽明胃経の異常によって、前頭部に頭痛が出ていると考えればいいわけですね？

新風：その通りです。また、足陽明胃経は頭維穴から神庭穴へ流注することからも、前頭部には直接的な関わりがあるともいえますね。

富里：流注まで踏まえて、どこの臓腑に原因があるのか探っていくわけですね。臓腑経絡が一体という考え方に繋がってきますね。

新風：このように多角的な視点から、証を明確にしていきます。初めは

難しく感じるかもしれませんが、中医学的な考え方が染み込んでくれば、自然とできるようになるものです。**弁証が自然とできれば、無駄のないシャープな問診ができるようになっていきますよ。**

富里：学校の授業で問診を練習した時に、聞くことがなくなって困ったこともありました（汗）　弁証の証明因子として何が必要なのかをきちんと把握しておけば、何を聞くべきかは自然と導き出せるのですね。

11 気血津液弁証：生理物質の観点から身体の異常を炙り出し、シャープな治療を実現する秘訣

新風：それでは続いて、気血津液弁証をみていきましょう。経絡・経穴を学ぶ鍼灸学生や鍼灸師の皆さんは、臓腑経絡なら比較的イメージしやすいと思いますが、気血津液の話になると、臓腑経絡ほどには明瞭にイメージし難いのではないでしょうか？

富里：気・血・津液の関係性などはなかなかイメージしにくいですね。僕の周りの学生もかなり苦労しています。

新風：これには、そもそも科学に馴染みにくい中国伝統医学を分科させて理解しようとしていることに、理由の一つがあるように思います。しかし、実際には臓腑と気血津液は密接な関係があり、不可分なものです。ここで、気血津液の概念と臓腑との関係について端的におさらいしましょう。

富里：ぜひよろしくお願いします！

新風：気血津液とは身体を構成している、それぞれに特有の機能を持つ

基本的な物質といえます。五臓六腑の有機的な共同作業によって、飲食物の摂取と呼吸を通じて、気血津液が生じます。また、生成された気・血・津液は五臓などに輸送され、五臓ほか各所の機能発現のための資源として消費され、また、新たな気・血・津液を作り出します。特に慢性雑病を診る機会が多い鍼灸師にとっては、この臓腑学説と気血津液学説に精通し、相互の関係性の理解を深めておく必要があります。

富里：気・血・津液は臓腑を栄養しながら、栄養された臓腑が飲食物からまた気・血・津液を生み出す、という循環のなかで生命は成り立っているのですね。**臓腑と経絡が切り離せないように、臓腑と気・血・津液は切り離せない**ということですね。

新風：病態認識や弁証で重要なことは、四診合参する中で臓腑経絡と気血津液の両方の目線から診ていくことです。臓腑経絡と気血津液は密接な関係にあるため、どちらの側面からみても何らかの問題が見られるでしょう。その上で、どちらの目線から見た方が、その病態を把握しやすいか、治療しやすいか、ということを判断していきます。つまり、その病態＝魚に合った弁証＝漁網を選択する、ということに相当するわけです。

富里：「どちらの目線から見た方が病態を把握しやすいか」というのは、どのように判断すればいいのでしょうか？

新風：先の痛経・経行後期の例なら、病因は七情不和であり、病理１として臓腑病機として肝鬱気滞を引き起こしました。この時点では臓腑弁証でいいでしょう。しかし、時間が経過する中で臓腑の面では肝鬱はそのままですが、気血津液病機の視点から見ると、より気と血の停滞が大きくなっています。そうした場合には、気血津液弁証として、病理２の気滞血瘀のほうがより病態把握できる、ということになるわけです。

富里：少しずつ分かってきました！　臓腑と気血津液は切り離せないため、どちらかに異常があれば双方に異常が出てくることがほとんどですが、その比重が違うわけですね。どこに比重が置かれているかによって、使うべき弁証も変わりますし、その結果治療が変わるというのも理解できます。

新風：逆のケースを考えてみると、分かりやすいかもしれませんね。例えば、気滞血瘀がメインになってきている状況で、肝鬱気滞を狙って治療した場合、どうなると思いますか？

富里：気滞には効果があるかもしれませんが、血瘀には効きづらいかもしれませんね。悪化することはないと思いますが、腹部の刺痛は改善しづらそうです。

新風：その通りです。**最適な治療を行うためにも、的確な病態把握が必要**になります。そのために状況に応じて、臓腑と気血津液の比重を見極めて弁証法を使い分ける必要があります。

富里：そうすることで、より効果の高い治療が実現できるのですね。それでは、症例の方に気血津液弁証をした場合、どのような証明になりますか？

新風：すでにお伝えしている部分も多いですが、改めてまとめておきます。ここでは、気滞と血瘀の二つですが、気滞からあげてみましょう。

　　気滞：
　　　・肝鬱気滞として臓腑経絡弁証にて証明済み。

富里：あれ？　これだけですか？？

新風：すでに臓腑経絡弁証で気滞の側面も証明しているなら、このようにまとめていいです。しかし、この場合に"肝鬱"と"気滞"の証明は厳密には異なる、ということを知っておいてください。

富里：肝鬱と気滞の証明が厳密には異なるものであれば、それぞれ証明が必要になるのではないか、とも思うのですが。

新風：この症例の場合、肝気が鬱結し、肝の疏泄機能が正常に動かなくなった結果、気滞を生じたことは明白なのでこれでいいわけです。ただし、肝気鬱結だけが気滞を生じるわけではありません。

富里：疏泄機能は、気を全身に巡らせる作用ですよね。確かに、気を巡らせることができなくなれば、気が滞るのはイメージできます。肝気鬱結以外で気滞が発生するのは、どんなケースですか？

新風：例えば「じっとしていると、ため息をよくつき、げっぷをするとスッキリする」という問診情報を拾えていれば、これも気滞の証明になります。この場合、肝気鬱結ではなく、身体を動かさないという病因によって気滞を起こしたことになります。ちなみに、脾胃湿熱でもげっぷはしますが、スッキリするのはより気の停滞が中心といえます。

富里：体内で滞った気がげっぷによって体外に出ることで、気滞が和らぐというのは納得です。**病理の証明には楽になるかどうか、という部分まで明確にする必要がある**のですね。それでは、血瘀はいかがでしょうか？

新風：血瘀はこのようになります。

　　　血瘀：

①問診情報：
- 経血の色は暗紅色、紫黒色の血塊が混じる。
- 月経痛は左少腹（大巨付近）に固定的であり、刺痛である。血塊の排出を感じると痛みが軽くなる。

②体表観察
- 顔面：やや赤黒い
- 口唇：暗紫色
- 舌診：舌下静脈の紫色の怒脹が著しい
- 爪甲：手は淡紅〜淡紫色、足は淡紫〜暗紫色
- 腹診：左腎水〜左肝相火の下部の深部に塊のような硬結・圧痛がある
- 背候診：左右膈兪が膨隆し、とくに右膈兪に実の反応
- 原穴診：左右の太衝穴が実の反応
- 経穴診：左の三陰交、血海に顕著な実の反応（いずれもかなり硬い）

富里：血瘀の場合に舌下静脈が怒脹する、ということは学校でも学びました。紫暗舌になる、ということも教わりましたが、舌だけでなく唇や爪も紫色になるのですね。

新風：そうですね。ここで念のため確認しておきましょう。血瘀は「血が瘀滞した状態」を示し、瘀血は「物質的に瘀滞した血」を意味します。文脈からどちらでもいい場合もありますが、一応覚えておきましょう。また、この症例でポイントとなるのが、瘀血が身体のどこにあるかのヒントが隠されている点です。爪甲の所見に現れているのですが、分かりますか？

富里：爪甲というと、手の爪は比較的正常で、足の爪が紫に寄っていますね。体表観察でご説明いただいた舌診や脈診の上焦・中焦・下焦の区

分を参考にすると、足は下焦にあるので、下焦に瘀血があるということでしょうか？

新風：さすがですね！　その通りです。このように、単に血瘀の証明をするだけでなく、**病理産物がどこにあるのかを特定できればよりシャープな治療に繋がります。**膈兪にも実反応がありますが、下焦に瘀血があるなら、基本的には同じように下焦にある三陰交を取穴する方がいい、という判断にも繋がってきます。

富里：そのように一穴に絞っていくわけですか。膈兪は八会穴の血会だから、実反応は血瘀の証明因子になるということですね。ところで、太衝穴の実反応が血瘀の証明因子として挙げられていますが、太衝穴は肝の原穴なので、肝鬱の証明因子ではありませんか？

新風：いい指摘ですね。もちろん、太衝穴の実反応には肝鬱の証明因子としての側面もあります。ただ、肝には蔵血作用という生理機能があります。そのため、肝の原穴である太衝穴には、血に関する反応も出てくるわけです。なので、実の邪の深さや硬結の硬さも丁寧に診て、三陰交や血海と同様であれば瘀血の証明因子にも用いていいでしょう。ただ、先ほどの膈兪についてもそうですが、必ずしも瘀血の反応ばかりが現れるわけではありませんので、一面的に考えずに多面的に考えて判断する必要があります。

富里：蔵血作用は、血を蓄えて必要に応じて臓腑や全身の血の量を調整する作用ですよね。このように、臓腑と気血津液がリンクしてくるとは…謎解きみたいです（笑）

新風：どんどん繋げて考えていくことで、発想も広がっていきます。臨床応用もできるようになっていくので、ドンドン謎解きを楽しんで、中

医学的な考え方を身につけてもらえたらと思います。

富里：楽しみながら、頑張ります！

12 病邪弁証：六淫や内生五邪の状況を読み取り、病因を究明するポイント

新風：次に病邪弁証について、お伝えしていきましょう。

富里：病邪弁証という言葉は、初めて聞きました。テキストにも載っていないようですが、どのような弁証なのでしょうか？

新風：中医弁証学の視点から述べますと、「審証求因」の内容の一つであり、さまざまな病症にはなんらかの原因がある、ということを前提にする考え方です。「証を審（つまび）らかにし、原因を求める」と書きます。

富里：つまり、病因を明らかにしましょう、ということでしょうか？

新風：分かりやすく言えばそういうことですが、病因と一言で言っても非常に幅が広いです。六淫・七情・飲食・労逸・虫毒・内生五邪や体質なども因子となりますが、**病邪弁証では六淫や内生五邪といった邪気の種類を明らかにします。**

富里：六淫の邪というと、風邪・暑邪・火邪・湿邪・燥邪・寒邪の6つの外邪のことですよね。内生五邪はその病邪が身体の中から生じるもので、内風、内熱、内火、内湿、内燥、内寒などのことですか？

新風：その通りです。さらに、六淫と内生五邪は互いに影響し合いま

す。内湿の多い体質であれば、外邪である湿邪の影響も受けやすくなり、梅雨の時期にむくみやすかったりします。体質的に内熱がこもっていれば、暑い夏に暑邪によって高熱を出すこともありますね。

富里：なるほど。病邪弁証を行うために、具体的にはどのように考えて証明すればいいでしょうか？

新風：この痛経の患者さんの場合には、ストレス解消のために食に走った面がありますね。七情不和から肝鬱気滞が起こっている場合、無意識下で心身の緊張を緩めたいと感じ、自然と甘味を欲することはよくあることです。また、肝鬱からの鬱熱が起こることで、胃熱を助長し、もともと好みだった油脂物を多く食べたくなることもありますよね。

富里：そして、油脂物を多く食べてしまうと、湿熱を生じてしまうということですね。

新風：そうです。飲食不節により中焦で湿熱を生じ、肝鬱化火生風と相まって皮膚に影響し風熱化すれば、乾癬が起こりえます。この方の場合、そのようにして乾癬を発症したと考えられます。

富里：熱が強まることで、内風が生じたということですね。熱によって皮膚に発疹ができ、さらに風によって皮膚が乾燥することで、乾癬が起こったということですね。

新風：そういう流れになります。これを病邪弁証に落とし込むと、このようになります。

　　　風湿熱（乾癬）：
　　　　・患部の発赤・乾燥・痒み・膨隆

- 強く痒みを感じる部位が移動する
- 気温上昇では痒みが増悪するが、入浴中、痒みはむしろ感じにくい
- 患部を掻き破ると少量の粘性の肌汁が出る場合がある

富里：なるほど。痒みを感じる部位が移動するというのは、遊走性の特徴で、風邪が持つ特性の一つですよね。「気温上昇では痒みが増悪するが、入浴中、痒みはむしろ感じにくい」というのは、何を意味しているのでしょうか？

新風：熱が中心の場合は入浴で悪化しますが、肝鬱によりウェイトがある場合は入浴で心身ともにリラックスすることで緩解します。この症例では入浴で緩解しているため、風熱よりも肝鬱の方が比重が高いといえるでしょう。

富里：なるほど。そして、「患部を掻き破ると少量の粘性の肌汁が出る場合がある」というのは湿熱も絡んでいることを示すので、結果として風湿熱の関与があると言える、ということですね。ところで、臓腑弁証の部分でも脾胃湿熱を取り上げて証明したと思いますが、脾胃湿熱までの証明でいい場合と、今回のように風湿熱の証明を病邪弁証で取り上げるべき場合とでは、どのような違いがあるのでしょうか？

新風：答えとしては、この症例のように、風湿熱邪がはっきりと病症を現している場合には、病邪弁証で風湿熱を証明します。今回のケースでは、主訴の一つとして「乾癬」が挙げられています。これは、脾胃湿熱だけでは説明がつくものではありません。湿熱があるところに肝鬱化火と相まって内風を生じ、風湿熱となることで乾癬に繋がっています。このようなケースでは、風湿熱の重要度が高いので、病邪弁証で取り上げて証明を行います。

富里：「どちらの目線から見た方が病態を把握しやすいか？」という話に通じてきますね。肝鬱気滞に重点を置くのか、気滞血瘀に重点を置いているのか、で治則治法も変わるとのお話でしたが、それと同じようにウェイトの置き方で使うべき弁証法が変わってくるのですね。

新風：そういう理解でいいと思います。**どの弁証を行えば、より的確に患者さんの身体の状態を把握できるか、が重要**です。

富里：適切な弁証法を使ってこそ、患者さんの状態を的確に把握でき、的を射た治療が可能になるわけですね。

13 空間弁証：上下・左右・前後で気の偏りを分析し、全身のバランスを整える極意

新風：それでは次に、空間弁証についてお伝えしていきます。

富里：空間弁証、これも初めて聞きました。

新風：空間弁証は、私たちの流派独自の弁証法です。**「空間論」**という考え方をベースに、**「空間診」で得られた情報をもとにして用いる弁証方法**です。経絡的にだけではなく、**人体を空間物体として、「上下・左右・前後」という視点で診る、**ということですね。

富里：「上下・左右・前後」という視点で診る？ 具体的に教えていただけますか？

新風：そうですね、例えば①右前の膝痛、②右大腸兪付近の腰痛、③右大腿内側の痛み、が同時にあったとしましょう。経絡的な視点で診れ

ば、①足陽明胃経、②足太陽膀胱経もしくは足少陽胆経、③足の三陰経のいずれか、というふうに複数の経絡にまたがっていることになります。ですが、**空間的にみれば全て右腰下肢にあります。つまり、空間右下に気血津液の停滞、あるいは何らかの異常があると認識できる**わけです。

富里：3つの症状に対して、異なった3つのアプローチをするのではなく、より根本的な原因を探って1点にアプローチすることで、膝痛、腰痛、大腿部の痛みをまとめて治療できるということですか。

新風：そういうことです。こういった視点で病態把握をしましょう、という考え方が「空間論」です。

富里：とてもユニークでダイナミックな考え方で面白いです！

新風：一見ユニークな考え方に思えますが、『素問』三部九候論など古典にもある考え方なのですよ(※13)。

富里：古典の内容から発展させた理論ということですね。具体的にはどのように診察や弁証を行うのでしょうか？

新風：**「空間診」で最も重視しているのは、①前面の上下左右：臍周囲 ②上部の前後左右：百会周囲 ③後面上下左右：懸枢（第1腰椎棘突起）周囲の反応**です。具体的な反応としては、硬結・圧痛・熱感・冷感といったものがあります。

富里：**前の中心が臍、上の中心が百会、後ろの中心が懸枢**なのですね。

※13：『素問』三部九候論「一者天、二者地、三者人、因而三之、三三者九、以應九野。故人有三部、部有三候、以決死生、以處百病、以調虛實而除邪疾」

そこを軸に、空間的な反応を見ていくということですが、先ほどの膝痛・腰痛の方の場合は、どのように反応が出てくるのでしょうか？

新風：例えば、①臍の右下に圧痛・硬結②百会の右前・通天付近に熱感・圧痛③懸枢の右下に圧痛、がみられます。これらの情報から、「右下」に気の停滞、もっといえば「右前下」により気の停滞があるだろう、ということが言えるわけです。

富里：尺膚診でも空間的な診察をするとおっしゃっていましたね。

新風：そうなのです。**尺膚診も空間診の一種**です。そして、**腹診は前面における上下左右の気の偏在、背候診は後面における気の偏在を空間的に示すもの、と理解できる**と思います。さらに、**原穴診の虚実の分布は上下左右の気の偏在を示すのはもちろんですが、陰経は前面、陽経は後面を表し、前後の気の偏在を見極めることもできます。**

富里：たくさんの診察技術を用いるからこそ、空間的にも緻密に把握ができるということですね。それでは、月経痛・経行後期の患者さんの場合に空間弁証がどのようになるか、教えていただけますか？

新風：このようになります。

> 空間弁証：
> ・病症が左下（月経痛）と上前（頭痛）と右上後（乾癬）に偏る
> →病症としては、左下・上前・右上後
>
> ・臍：左下に硬結・圧痛
> ・百会：右やや後に熱感顕著
> ・懸枢：右上に硬結

→基本的な空間情報としては、左下もあるが、右上後

　・尺膚診：右手の甲に熱感が顕著、左尺沢〜曲沢にかけてやや
　　冷感と緊張
　→右上後＞左前下

　・腹診：右脾募、左肝相火（とくに下部）、左腎水
　→左前下＞右上前

　・背候診：右膈兪、肝胆兪、脾兪胃兪の実
　→右後中〜上

　・原穴診・経穴診：陽経は右実、足陰経は左実の傾向
　→右後と左前

　∴右上後＞左前下に気（気血津液）の停滞がみられる

富里：病の発症部位によって選択肢を絞った上で、診察所見をもとに可能性を絞っていきながら、最終的なウェイトを決めるのですね。

新風：このように、**前と後ろで空間的な気の偏在が異なる場合もあることに注意**です。

富里：腹診や背候診ではより広く捉えていくのですね。膈兪は懸枢よりもかなり上にあります。

新風：あくまで臍、百会、懸枢がメインですが、**広く捉えることで、より正確な判断も可能になります。**

富里：この空間診はどんな時でも使えるのでしょうか？

新風：空間論・空間弁証は広義としての気、つまり気血津液をまとめた概念としての気の停滞の空間的偏在を把握できます。その中でも、**特に狭義として"気"レベルの病態の場合により顕著**です。ただ、**病理産物としての瘀血や痰飲が加わった場合や、臓腑や気血津液における虚が著しい場合には、空間弁証そのものが使えないこともあります**。そういった場合には、空間弁証は一旦捨象して、適切な弁証に従うことになります。

富里：今回も気滞だけでなく、血瘀も関わっているので前後のズレが出てきているということですね。

新風：それでもこの症例では、気の病変である気滞からの血瘀であるためか、割と空間の反応が統一されているといえるでしょう。

富里：臓腑経絡弁証や気血津液弁証との優先度は、どのように考えればいいでしょうか？

新風：空間診は強力な武器にはなりますが、あくまで基本は臓腑経絡弁証と気血津液弁証です。初心者の方は特にこの部分をしっかり押さえた上で、空間診も応用的に取り組むのがいいと思います。

富里：やっぱり基礎は臓腑経絡と気血津液なのですね。

新風：また、私は空間弁証を選穴の面で大いに参考にしています。たった一穴で大きな効果を上げるために、多面的に身体を捉えて選穴する必要がありますが、その大きなヒントをくれるのが空間弁証です。例えば、上に気が偏在しているので、足の経穴よりは手の経穴の方がより気

を動かせる、という判断にも繋がります。

14 正邪弁証：虚実のウェイトと標本主従を明確にし、治療方針を固める要点

新風：続いて、正邪弁証をみていきましょう。

富里：これも初めて聞く弁証です。

新風：正邪弁証も、現代中医学にはない私たちの流派独自の弁証方法です。正邪弁証を行う目的は2つあります。一つには八綱における虚実弁証で得られた、**正気虚と邪気実のウェイトをより明確にし、補瀉などの治療方針を決定する**ことです。

富里：虚と実の病理が混ざることもあると思いますが、確かにウェイトを決めないことには治療ができませんよね。もう一つの目的はなんですか？

新風：もう一つは、**病因病理において、複数の病理が関与する場合の標本を明らかにし、治療上の主従を明らかにする**ことです。

富里：月経痛の症例でも、肝鬱気滞、気滞血瘀、脾胃湿熱が混ざっていました。こういった場合に、**根本原因はどの病理か、派生して出てきたのはどの病理か、を見極めて適切な治療を行うために、正邪弁証を行う**ということですね。

新風：そういうことです。どの患者さんを見ても、1つの病理だけで説明できることはほぼありません。複数の病理が混ざり、さらに虚実が入

り乱れることも少なくありません。なので、ほとんどの場合で正邪弁証を使うことになります。

富里：確かに臓腑や気血津液がそれぞれ密接に関わり合う中で、生体を維持していると考えると、複数の病理が混ざると考える方が自然ですよね。

新風：私の院に来院される患者さんの中には、重篤な末期がんで、現代医療機関では対処のしようがないような場合もあります。このような場合、多くは生体としての"太極"が小さくなり、その中での陰陽消長、つまり邪正闘争がみられます。また、がんをはじめ、進行性のある疾患の場合には、多くは邪気実が強いために正気を蝕んでいく「因実致虚」のケースが多いのです。

富里：正気と邪気が闘う中で生命力自体を大きく消耗してしまった状態が、太極が小さい状態ということですね。邪気実によって正気虚に至るとすると、根本原因は邪気実なので、瀉法をするのですよね？

新風：そうですね。**病因病理の視点からいえば、「邪実＞正気虚」の段階でいかに瀉法を行うことで正気を守れるか、がポイント**になります。ですから、緻密な体表観察を含めた四診合参によって、「今、目の前の患者さんの病態は邪正闘争のなかで、どの段階にあるか？」を見極めることが重要なのです。

富里：**邪気実と正気虚のウェイトが、時間の経過とともに変化していくわけですね。邪実が大きければ瀉法は必要ですが、正気虚の比重が大きい時に瀉法を行なってしまうと、より悪化させてしまう危険性があるので、見極めが大事**ということですね。

新風：「邪気実＞正気虚」であれば瀉法、「邪気実≒正気虚」であれば補瀉兼施、「邪気実＜正気虚」であれば補法、という判断が最重要となります。

富里：補瀉兼施というと、補法と瀉法を一緒に行うということですね。がん患者の場合、病の進行も早そうですが、その中で緻密な判断が求められるということですか？

新風：まさにそうで、**こういった消耗性の疾患は、刻々と進行していくので、もたもたしていられません。**また、**太極が小さくなっていると、虚実や寒熱の側面での陰陽転化が短期間に起こり得ます。**仮に初診時には邪気実≦正気虚、の病態で補法からスタートしたとしても、ある段階では急に、邪気実＞正気虚に変化する場合があります。

富里：根本の邪気実を叩くには、そういう瞬間を見逃さずに瀉法をかけていく必要があるということですね。

新風：そういうことです。こういった場面で瀉法に切り替えなければ、そもそもが因実致虚で病が進行するため、そのまま補法を続けていたならば、邪気が優勢となります。その結果、一気に病が進んで、邪気実＜正気虚となってしまいます。

富里：補法をかけるだけでは、邪気実を抑えられずに結果として正気虚がより悪化してしまうのですね。**補法の方が瀉法よりも安全というイメージもありますが、全然そんなことはない**のですね。

新風：もちろんです。30年臨床に従事していても、このあたりは本当に難しいところだと感じています。こういう判断に正邪弁証は欠かせないものだということです。

富里：正邪弁証の重要性がよく理解できました。具体的に正邪弁証を進める中で、どのように邪気実と正気虚の比重を見極めていくのでしょうか？

新風：がん患者の例では分かりにくいかもしれないので、もっと身近な例を挙げてみましょうか。例えば、肝脾不和は精神的緊張により腹痛泄瀉を主な病症として現れる病理であり、証です。

富里：腹痛泄瀉は、腹痛が起こった後に下痢をする、という病症ですよね。

新風：そうです。これは、相対的に肝気実が脾気虚に横逆している状態だといえます。"相対的"という言葉を使いましたが、**実際には肝気実にウェイトがあるのか、脾気虚にウェイトがあるのか、ということを正邪弁証で明らかにする**ことになります。

富里：例えば、肝気実にウェイトがある場合は、どのようになるのでしょうか？

新風：肝気実が主体の場合は、このような所見がみられますね。

> 肝気実＞脾気虚：
> - 普段は飲食・二便について、日常生活では特に問題がない。
> - しかし、試験当日やプレゼンで人前に立つなど、精神的に極度に緊張状態になった時に、激しい腹痛の後、下痢を起こす。
> - 排便後、痛みはそれなりに落ち着き、身体疲労感が伴うことはない。
> - 試験やプレゼン終了後は、どちらもすっきり落ち着く。

富里：排便は治療でいう瀉法と同じ意味があると、学校で聞いたことがあります。排便後に痛みが落ち着いて疲労感もないというのは、実傾向として考えられるわけですね。

新風：「緊張状態がなければ、特に問題がない」というところもポイントですね。この場合は、肝気実が強まることで結果として脾気の機能不利が起こる、という病理を表すので、「肝気実＞脾気虚」と言えるわけです。

富里：この場合は、肝気実を瀉すような治療をすればいいのですね。それでは、「肝気実＜脾気虚」の場合はどうでしょうか？

新風：このようになります。

> 肝気実＜脾気虚：
> ・普段から食欲不振であり、食後倦怠感や眠気がする。
> ・常に泥状便を排出している。
> ・こういった状況で強い精神的緊張がなくとも、ちょっと嫌なことがあると切迫感のある便意と腹痛を感じ、水様便を泄瀉する。
> ・また、泄瀉後は身体全体がけだるく、横になりたくなる。

富里：食欲不振や泥状便は、脾の症状ですね。全体的にみて明らかに虚に偏っています。精神的緊張は多少関与はあるかもしれないですが、この場合は、脾気虚を補うわけですね。

新風：明らかにメインは脾気虚というのが分かると思います。それぞれ、ちょっと極端な例として示しましたが、どちらも木乗土という生理的な木剋土を越えて病理的に木が土を剋している状態、といえます。虚実として、本体が異なることが分かります。

富里：「精神的緊張があったときに下痢する」と患者さんが同じように訴えたとしても、虚実と補瀉が異なる可能性があるのですね。

新風：そういうことです。これら**虚実のウェイトを判断する方法として、私たちは「負荷試験」を問診事項に入れて確認しています。**先ほども話が出ましたが、**排泄後に、スッキリし疲労感が無いのであれば、正気は衰えていないと判断し、倦怠感が現れるようであれば、正気が衰えている、と判断**します。虚実・補瀉を決定する有力な情報になります。

富里：排便以外にも、負荷試験として扱うものはあるのでしょうか？

新風：大便以外にも、小便、発汗、運動負荷なども同じように扱うことができます。これらを行った後に、スッキリして楽になるか、倦怠感などの正気虚の病症が現れるか、で虚実を明確に判断し、補瀉を決定します。また、入浴も負荷試験として参考になります。ぬるめの湯に浸かるのが好きな方でも自身の体温より高い、37、38℃以上の湯に入ると思います。現代科学的に言っても、水圧や温度差で身体に負荷がかかるのは分かりますよね。

富里：**より高い温度で長い時間入ることができて、入浴後にスッキリするなら実傾向で、体温に近い低い温度で短時間しか入れず、入浴後にぐったりしてしまうなら、虚傾向**という理解でいいですか？

新風：まさにその通りです。心身ともにリラックスして肝鬱が緩む、理気される、ということはすなわち、密なる気が粗になるわけです。もちろん寒熱としては熱に傾くので、実熱証の方は長く浸かっていられず、入浴後も身熱感が残ってしんどく感じる場合もあります。狭くて閉塞感のある浴室では気鬱・気逆が強くなる、といったこともありうるので、このあたりは考慮し、問診の仕方に配慮の仕方が必要となります。

富里：浴室の広さまで考慮するのですね。実際に何が起きているのかを把握するには、そこまで突き詰めて患者さんに聞いていく必要があるのですね。

新風：重篤な疾患で正気虚の程度をシビアに把握しないといけない場合には、「以前は42℃の湯に20分浸かって何ともなかった」が、「今は40℃の湯に5分も浸かったら、そのあと息切れがして、冷や汗が出てしんどい」ということもあるのです。**気虚の程度を判断する場合、こういった負荷試験は非常に有効**です。しかし、陰血の虚の場合には、明確に現れにくいということも知っておいてください。

富里：気血津液でいうと、**気は相対的に陽なので、症状が見えやすい。一方で血は相対的に陰なので、症状が見えにくい**ということですね。その場その場で虚実が入れ替わってしまうような重篤な患者さんの場合は、特に注意が必要ですね。ところで、正邪弁証は虚実の見極めと、もう一つの目的がありましたよね？

新風：ここまででも、かなりの内容をお伝えしてきたのですが、もう一つ目的があります。病因病理において、複数の病理が関与する場合の標本を明らかにし、治療上の主従を明らかにすることです。「治病求本」という考え方にも関わりますが、明代の張景岳は主として病因を本としています(※14)。

富里：病を治すためには、必ず本、つまり病因を明確にする必要がある、ということですね。標本を見極めるには何がポイントになるのでしょうか？

※14：『景岳全書』「いわゆる本なる者、惟一にして両（ふた）つ無し。」、「病に標本有りとは、本は病の源、標は病の変」

新風：標本は相対的な概念であり、それぞれ表に示したような側面を持っています。

	標	本
疾病	症状	病因
人体と病因	病因（邪気）	人体（正気）
疾病の段階	新病、続発	旧病、原発
病の位置	上、外	下、内

富里：このように比べると、陰陽関係にあるとも言えそうですね。本が陰で、標が陽という解釈もできそうです。

新風：ある意味、本当の意味での「陰主陽従」といえそうですね。先ほどお伝えした、邪気実と正気虚のウェイトを判断する上で正邪弁証を行う、ということとも繋がりますが、複数の病因病理が関与する場合に、標本を明らかにし、治療上の主従を明確にするために、正邪弁証を行います。

富里：具体的にどのように弁証していくのか、月経痛の症例をもとに教えていただけますか？

新風：この症例で挙げられる病理としては、すべて邪実中心といえます。まとめると以下の病理です。

　　　①肝鬱気滞
　　　②気滞血瘀
　　　③脾胃湿熱
　　　④足陽明胃経の上逆
　　　⑤風湿熱

新風：問診情報、病因病理チャート、臓腑弁証・気血津液弁証・病邪弁

証から、**②気滞血瘀は①肝鬱気滞の慢性化による結果であり、先後の関係からも肝鬱気滞が本であり、気滞血瘀が標といえます。**

富里：肝鬱気滞が先にあって、その後気滞血瘀が起こったというのは理解しやすいですね。③脾胃湿熱、④足陽明胃経の上逆、⑤風湿熱についてはいかがでしょうか？

新風：④足陽明胃経の上逆と⑤風湿熱はそれぞれ、①肝鬱気滞と③脾胃湿熱の病理が本であることに対する"標"であるといえます。また、①肝鬱気滞と③脾胃湿熱はそれぞれに七情不和と飲食不節、という病因を有しているため、それぞれ"本"といえますが、ストーリーにおける前後関係から①肝鬱気滞がより"本"であることがわかるでしょう。まとめてみると、このようになります。

　　標本：
　　　本：肝鬱気滞　脾胃湿熱
　　　標：気滞血瘀　足陽明胃経の上逆　風湿熱

富里：問診情報や病因病理チャート、他の弁証なども踏まえて総合的に判断していくのが正邪弁証なのですね。

新風：標本の一覧表から言えば、「本：肝鬱気滞、標：気滞血瘀」というように、より厳密に絞り込んでもよいでしょう。さらに分解してみると、「本：肝鬱（肝気鬱結・臓腑病機）標１：気滞（気血津液病機）標２：血瘀（気血津液病機）」と理解できることにも留意しておきましょう。

富里：**標本の中にもさらに標本がある、という入れ子構造になっている**のですね。これなら肝鬱を治療すれば、気滞や血瘀も解消されて、病気が治るということですよね？

新風：実はそうとも限りません。現状では、気滞血瘀の段階まで進んでいるため、**単に肝鬱を治療するだけでは、月経痛や経行後期に対して十分な効果を得ることは難しい**です。なので、この時点での**治則治法は、気滞血瘀に対し"標治"として理気活血を"主"にする必要がある**といえます。

富里：**標本において本だけを治療するのではなく、柔軟に主従を決めて必要な場合は標を治療する必要もある**わけですね。

新風：本である肝鬱を治療するだけで治ることもあるかもしれませんが、少なくとも時間がかかってしまいます。その間に瘀血が悪化して、より重度の症状に進行する可能性すらあります。

富里：本治法ばかりを優先的に考える流派もありますが、臨機応変に対応することで、患者さんを救うことに繋がるのですね。

15 外感病の病態を明らかにする弁証法を、内傷雑病の鑑別に活かすための手掛かり

新風：それでは最後に、六経弁証・衛気営血弁証・三焦弁証です。詳しく解説はしませんが、軽く触れておきましょう。

富里：診断もこれで最後ですか！よろしくお願いします。

新風：**この三つの弁証は主として、外感熱病の際に用いる弁証**です。六経弁証は、主に風寒邪といった寒邪を主体とした邪気を感受した場合に、太陽病・陽明病・少陽病、といった陽証から太陰病・少陰病・厥陰病、といった陰証に至ります。

富里：傷寒論に書いてある内容ですよね。学校でも少し学んでいます。

新風：衛気営血弁証は、外感風熱あるいは外感湿熱、といった温熱邪を主体とした外邪を感受した場合に、衛分証・気分証・営分証・血分証を弁別します。三焦弁証は特に湿熱病に対する上中下の三焦の病位における病態を示し、治則治法を示唆するもの、とまとめられます。

富里：寒邪は六経弁証、温熱邪は衛気営血弁証と三焦弁証を使うというふうに、大きく分けられるのですね。

新風：いずれの弁証も外感熱病を診る場合に重要な視点・弁証です。ただここでは、慢性雑病を主に診られるだろう、ということを前提に、詳細は割愛したいと思います。しかし、慢性雑病であっても、重篤なものほど外感邪の影響を蔑ろにはできません。難病も診ていきたい場合は、ぜひ専門書で学んでいただきたいと思います。

富里：外感病も重要ですよね。年がら年中カゼを引いているような人もいますしね（汗）　難病となれば、特に重要となるのは想像できます。

新風：特に六経弁証は、陽証から陰証へ至り、死に向かう流れを明確に示しています。重い慢性雑病を診る場合に、大変参考になる視点です。また、衛気営血弁証・三焦弁証は、それぞれの視点から、生体における邪正闘争の状況を把握するモノサシであり、慢性雑病の理解にも有用です。

富里：**外感病を診るという視点を持っているからこそ、内傷雑病を診る観点もさらに広がっていく**ということですね。応用的な内容を学べそうです。

新風：外感病といっても「受け取る側の生体がどうあるか？ どう受け止め、どういう病態に至るか？」という視点こそが、中国伝統医学を実践する上でのポイントだとご理解ください。

富里：外邪にさらされても、全員に症状が出るわけではありません。症状が出るということ自体に、その人の身体に原因を求めることができる、ということですね。

新風：その通りです。ここまでの説明で、病因病理と病理・弁証との関係性、また、各種弁証の特徴とそれぞれの必要性についてご理解いただけたと思います。

富里：弁証を使って、その時点における病理の本質である証を決定する方法がわかりました。ここからは、実際に治療に入っていくことになるのでしょうか？

新風：証を明確にしたら、それに対する治則治法の考え方が必要になるので、その点について説明していきましょう。

富里：よろしくお願いします。

16 治則治法を明確にし、より安全に最速で治癒に向かわせる技術

新風：それでは治則治法についてお伝えしていきますが、簡単に言えば「今ある病理を解消するために、どういう手順で、どういう手法を取るべきか？」という視点が必要になる、ということですね。では、さっそく具体的な内容に入っていきましょう。**治則には扶正祛邪、治病求本、**

標本緩急、正治・反治などがあります。また治法には、汗法・吐法・下法・和法・温法・清法・補法・消法の八法があります。

富里：治則は疾病に対する治療原則、治法はそれぞれの病証に対する具体的な治療法のことだと、学校で学びました。

新風：治則治法を考えるということは、時系列にみて複雑化した病態である病因病理において、どこを中心に診て、どういう治療を施すべきか判断する、ということです。つまり、治療方針の立て方はどうあるべきか、ということですね。

富里：具体的には、どのように治則治法を見極めるのでしょうか？

新風：例えば、慢性的に腎虚があるなかで、湿熱下注によって腰下肢の痺れ・痛みのある脊柱管狭窄症の方が、急に風寒邪を感受して、カゼを引いたとします。この場合は、どう考えればいいと思いますか？

富里：んんー、そうですね、「急なれば標を治す」で、急性で症状が強い場合は、先にカゼを治すための治療をする、とか…？

新風：しっかり勉強していますね。ただ、**ここではそのカゼの症状が軽いものだったとしても、「先表後裏」という治則治法に随い、発汗・発表させる必要があります。**

富里：発汗させて、表証を治療するということですね。なぜ軽い症状でもカゼから治す必要があるのでしょう？

新風：太陽経における風寒邪が原因で、湿熱がより裏にこもって主訴が増悪する、または太陽経から陽明経に移行する際に内熱が強くなること

で、主訴が増悪する、という可能性が高くなるからです。その両方が起こることもあり得ます。

富里：病因病理を踏まえて、病が進行してしまった場合も想定して、治則治法を決定する必要があるのですね。外邪が関係ない場合は、どうなりますか？

新風：外邪の感受が無い場合、腎気虚や腎陰虚と湿熱下注は相互に因果関係となりやすいので、ウェイトや関係性をよく把握する必要があります。湿熱＞腎虚なら清熱利湿という治法を優先します。そうしなければ、湿熱によってより腎の気陰を傷り、病態を悪化させてしまう可能性があるからです。

富里：腎虚がある場合は、湿熱が下焦にいきやすいということですね。そして、湿熱によって腎が傷つけられる前に、湿熱を処理する必要があるわけですね。月経痛の症例の方では、治則治法はどうなるのでしょうか？

新風：そうですね、治則治法の前に一旦弁証の整理をして、病因病理チャートを見直してみましょうか。

【弁証】
八綱弁証：裏熱実
臓腑経絡弁証：肝鬱気滞、脾胃湿熱、足陽明胃経の上逆
気血津液弁証：気滞血瘀
病邪弁証：風湿熱
正邪弁証：本：肝鬱気滞　標：気滞血瘀

【病因病理チャート】

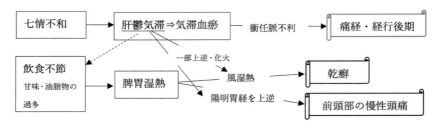

富里：このケースでは、本である肝鬱気滞だけでなく、標の気滞血瘀にもアプローチする必要があるんでしたよね？

新風：そうですね、現状の月経痛と経行後期は肝鬱気滞の段階を過ぎて、気滞血瘀に至っています。標本緩急でいう「急ならば標を治す」必要があります。そのため治則治法としては、まず理気活血を行い、肝鬱気滞の段階まで戻れば、本治として疏肝理気を行う、ということになります。

富里：「急ならば標を治す」は、カゼなどの急性症状だけでなく、**慢性雑病の場合でも同じように考える**のですね。治療の手順も考えると先ほどおっしゃっていましたが、先に理気活血、その後に疏肝理気という順番のことを意味していたのですね。

新風：このように、**その場その場で標本主従を明確にすることで、治則治法は自然と明確になります**。ただ、治療の進行や患者さんの日常生活によって、状況は変わっていきます。その瞬間を見逃さないようにしていただきたいと思います。

富里：よく分かりました。ここまで来て、ようやくツボに鍼を刺すわけですね。

新風：そうなのですが、選穴と刺鍼は分けてお伝えするほうがいいと思うので、まずは穴位効能と選穴から入っていきましょう。

富里：選穴も面白そうです！

17 穴位効能と選穴で、最も大きい効果が期待できる一穴を見極める秘密

新風：**病因病理を把握し、弁証ができ、治則治法も明確にしたうえで、実際にどの経穴に対してどういった処置をするのか、というのは重要なポイント**です。多くの人にとって、関心が高いところでもありますよね。

富里：一穴のみで治療するとなれば、その一穴をどのように決めるのかは、なおさら気になります！　単刀直入に聞きますが、どのように一穴に絞っていくのでしょうか？

新風：例えば、臓腑経絡弁証によって、病位と虚実が確認できた場合は理解しやすいですね。肝鬱気滞という病理に対し、疏肝理気という治則治法が間違いないとします。この場合には、足厥陰肝経の原穴である太衝が実、または背部兪穴の肝兪が実であれば、より実側の太衝や肝兪を瀉せばいいわけです。実際に効果があります。

富里：これはシンプルですね！　確かに理解しやすいです。

新風：さらに、肝鬱気滞から火熱を生じて風熱となり、上逆するような傾向がある場合はどうでしょう？　肝兪や太衝でも効果はありますが、百会や行間にはっきりと実熱の反応があれば、これらを瀉すことで、清

肝瀉火・祛風清熱、降逆、といった効能を得ることができます。

富里：肝経は確か、百会まで流注していましたよね？　行間も肝経上のツボであることは分かりますが、なぜこの２つなのでしょうか？

新風：百会は足厥陰肝経が流注するというだけでなく、督脈のツボでもあります。しかも、身体の最上部に存在します。つまり身体の中で、最も陽の位置にあると言えます。

富里：督脈は陽脈の海と学校で習いましたが、陽の中でも最も陽の位置にある百会を瀉すことで、陽気が出ていくので、清熱に効くのですね。さらに一番上という意味合いを捉え直せば、百会を瀉すことで気が降りていくことにも繋がるということですか！

新風：そういうことです。行間は足厥陰肝経の榮火穴で、身体における最下部の足趾の際にあります。「榮は身熱を主る」ということ、また一番下にあるからこそ、一番上の状態も反映します(※15)。つまり、熱の反応が行間に現れますし、その行間にアプローチすることで清熱が可能ということです。

富里：熱傾向にある患者さんの場合には、榮穴に反応が出ていて、そこを治療すれば効果も上がるということですね。

新風：**基本的にはこういった、臓腑経絡学的視点、経穴学的視点、空間的な視点から類推が可能**です。また、**中医鍼灸では、かなり細やかに経穴の効能を定義付けられています**。臓腑経絡学をベースに、歴代鍼灸書籍や各流派の家伝による教えに基づいて、さらに臨床実践を通じて効果

※15：『難経』六十八難「榮主身熱」

があるものが挙げられていると考えられます。

富里：**治則治法を明確にした上で、それに合う選穴をするためには、経穴の効能を知っておく必要がある**のですね。そして、それは中医学でまとめられているので、それを参考にすることで、効果的な選穴ができるわけですね。

新風：また中医学だけでなく、日本人を対象に鍼灸を行う際には、同じ日本の江戸期に隆盛した日本の鍼灸古流派の配穴も大いに参考になります。

富里：**三因制宜の中でも因地制宜を考えると、同じ日本という場所で発展した鍼灸技術が、日本人には効果的と言える**わけですね。

新風：ただし穴位効能は、ある程度中医鍼灸学で設定されてはいますが、すべて確定的なものではありません。臓腑・経絡・経穴学や日本を含む先人の文献を参考にし、効能がより明らかなものを実際に現代の臨床で用いるなかで、さらに発展していく可能性のある学問といえるでしょう。これも大きくいえば、三因制宜のうち、因時制宜、因地制宜と理解できますね。

富里：時間の流れとともに進化し続けるのが伝統、というお話もありましたが、まさに今もまだ発展していく可能性があるのですね。それでは、月経痛の症例の方では、選穴はどのようになるのか、ご説明いただけますか？

新風：月経痛・経行後期の症例では、「本：肝鬱気滞　標：気滞血瘀」であり、急則治標の原則に従い、まず理気活血を行う、ということでした。選穴としては、合谷と三陰交を代表例として挙げたいと思います。

富里：なぜ合谷を選穴されたのでしょうか？

新風：合谷は手陽明大腸経に属す原穴ですが、手太陰肺経に対して表裏の陰陽関係にある代表的な経穴です。そのため"気を主る"肺の臓の肺気を動かすことができます。つまり、気血津液でいえば、「気」の虚実に対して補瀉を行うことで、補気もしくは理気や降気が可能です。また気血の陰陽関係から、相対的に補気活血や理気活血に作用させることもできます。

富里：なるほど。合谷は陽経のツボなので、陽の生理物質である気に対して、より強く作用しやすい、という面もありそうですね。

新風：また、この症例の方は空間診で「右上後」に気が偏在していることが分かっています。さらに尺膚診では、合谷は上後ろに位置します。この意味が分かりますか？

富里：つまり、**右の合谷を使うことで単なる理気活血ではなく、「右上後」の気の偏在に対してもアプローチできるので、より大きな効果を上げられる**ということですか。

新風：そういうことです。まずはより実側の右合谷に瀉法を行うことで、理気され活血の効果も期待できます。ただ、これは程度問題ですが、**合谷だけで不十分な場合は、左の実を呈している三陰交にも瀉法を加える**といいでしょう。ちなみに、三陰交は足太陰脾経所属の経穴ですが、さらに足厥陰肝経・足少陰腎経が交わり、血の虚実に関わる穴処です。

富里：気血の生成に関わる脾、蔵血機能がある肝、精血同源から精を蔵する腎、のそれぞれが血と深く関わるので、三陰交が血の病に効果があ

る、ということですね。ただ、一つ気になるところがあるのですが、合谷に瀉法を加えた場合に不十分だったかどうかは、どのように判断すればいいのでしょうか？

新風：そこはとても重要なポイントです。治療の効果判定に関わる部分なので、じっくり考えてみましょう。

富里：よろしくお願いします。

18 治療の効果判定を行い、効率的に技術を向上させるために必要なプロセス

新風：では、効果判定について考えていこうと思いますが、施した鍼が効いたのか効かなかったのか？　効いたとすれば、どの程度効いたのか？　はどのように判断すればいいと思いますか？

富里：患者さんの主訴が治る、というのが一番分かりやすいのかな、と思いますが…。

新風：この点については、多くの鍼灸師が直後の患者さんの体感に頼るばかりで、案外丁寧にみれていないことが多いと思います。『霊枢』終始篇に、**治療をして症状がなくなったとしても、脈が良くなっていなければ病が治ったとは言えない。逆に、治療をしてその場で症状がまだ残っているとしても、脈が良くなっていれば病は必ず治る**、と明記されています(※16)。

※16：『霊枢』終始篇「所謂気至而有効者、写則益虚。虚者、脈大如其故而不堅也。堅如其故者、適雖言故、病未去也。補則益実。実者、脈大如其故而益堅也。夫如其故而不堅者、適雖言快、病未去也。故補則実、写則虚、痛雖不随鍼、病必衰去。」

富里：なんと…！　主訴がその場で改善したとしても、病が本当に治ったかどうかは分からないのですね。

新風：そういうことです。本当の意味で医療としての鍼灸臨床を行っていくうえで、非常に重要な観点と言えるでしょう。さらに、脈診だけではなく、処置前に行った体表観察所見も確認し、判断しましょう。

富里：脈だけでなく体表観察所見も確認するということは、効果判定も多面的に判断するということですね。では、症例の方の刺鍼後にどのように効果判定をすればいいのか、具体的に教えていただけますか？

新風：右合谷瀉法後、まずは脈診を行います。瀉法を行ったので、脉力が落ちて弦脈が緩んでくればいいわけです。そして、三陰交や血海、膈兪、左の大巨から少腹にかけての緊張の改善度合いも確認します。理気を中心に活血も期待して合谷に刺鍼したわけですから、これら瘀血を示す所見がどの程度改善するか、は確認しておきましょう。

富里：大巨から少腹にかけての緊張も、瘀血の所見を表すのですね。しっかり改善されていれば、合谷１本だけでいいということですよね？

新風：**効果が十分出ているなら、むしろ合谷１本にしたほうが、正気を分散せずに理気活血に向かわせることができます。**

富里：**少なければ少ないほど、良く効かせられる**わけですね。瘀血と言えば、舌下静脈の怒脹も確認するのでしょうか？

新風：気滞のウェイトが大きい気滞血瘀であれば、舌下静脈もその場で改善される場合もあります。時間経過のなかで、元のような怒脹に戻ることも多いですが、直後に改善傾向をみる場合には、理気だけでかなり

活血もできている、という判断ができます。

富里：気滞のウェイトが大きくても瘀血がある場合は、時間が経つと元に戻りやすいのですね。他に確認しておくべきことはありますか？

新風：本の病理は肝鬱気滞、つまり肝気鬱結からの気滞ということですが、合谷によって肺気を利用して全身の理気を行ったわけです。なので、結果として肝の疏泄機能を手助けできる面もあります。肝兪や太衝の実の反応がどう変化するか、も確認しておきましょう。

富里：標治として、理気活血をメインに置いたわけですが、結果として本の病理に影響を与えている可能性もあるのですね。診察にも、治療にも、効果判定にも使えるというのは、ツボの面白いところですね。ここで、十分な効果を上げられていないと判断した場合は、三陰交を加えるわけですか？

新風：合谷1本では脉力が十分に落ちず、瘀血を中心とした体表観察所見に大きな変化が見られない場合、左三陰交にも瀉法を加えます。その上で、再度同じように脈診、体表観察を行えばよいでしょう。病因病理、弁証、治則治法、選穴が間違っていなければ、脈診などの体表観察所見に改善がみられるはずです。

富里：逆に言えば、どこかで間違っている場合は変化がなかったり、悪化したりするということですね。その変化も含めて、診察や診断の正しさを確かめて、今後の治療方針に活かしていけるなら、確かに医学としての鍼灸と言えそうです。

新風：**このように1鍼1鍼を丁寧に行い、効果判定を行い臨床し続けることで、より技術的な向上が望めます。**また、**仮に病因病理や弁証、治**

則治法、選穴の間違いがあった場合にもいち早く気づき、修正も可能となります。

富里：検証しやすいということは、自分の技術の度合いも測りやすいということですね。ここまで丁寧に解説していただいて、治療までの一連の流れがよく分かりました。

新風：実は、ここで終わり、ではないのです。

富里：お！　まだあるのですか？

新風：治療後には、患者さんに対して日常生活で心がけていただくことをアドバイスする、養生指導もとても重要です。

富里：病気の根本的な原因を辿れば、生活習慣によるものも多いですよね。どのようにアドバイスを行えばいいか、教えてください！

19 日々の生活を改善し、患者と共に病を治す養生指導の3つのコツ

新風：まず鍼灸臨床家の仕事は、診察・診断・治療、だけではありません。**慢性雑病の多くは、食事や睡眠を含む生活習慣の問題が背景にある**ものです。目の前の患者さんを全人的に理解するための問診の重要性はすでにお伝えしましたが、その内容と実際の病因病理を照らし合わせながら、また、**今患者さんが置かれている状況を鑑みて適切に養生指導を行う必要があります。**

富里：目の前の患者さんがより実行しやすいような養生指導を行うとい

うことでしょうか？

新風：それも重要ではありますが、まず病因病理から養生を促す視点があります。これも治病求本の精神ですね。月経痛の患者さんの例をみてみましょう。肝鬱気滞からの気滞血瘀の背景に七情不和があり、その内訳は、「高圧的な上司に対する憤り」いわば怒気の過度、と言えるし、その背景には「高圧的な父親」の存在がありました。

富里：ただ、お姉さんは父親に対してそれほど大きなストレスを感じていないのでしたね。

新風：かといって、当該患者さんにとっては思考停止してしまうくらい深刻な問題です。「お姉さんのようにさらっと流したらいいよ」なんていう指導はナンセンスです。

富里：確かに、それができたら苦労しませんよね。これも難しい問題ですが、どのようなアドバイスが効果的なのでしょうか？

新風：こういった場合には、**病因そのものには触れずに、「旅行もいいですし、普段から気持ちよく取り組める運動を習慣にできたらいいですね。」あるいは「歌うことが好きなら、時々カラオケに行くのもいいかもしれませんよ。」といったアドバイスが役に立つ場合が多い**ものです。つまり、肝鬱の病因そのものを排除し難い状況にあるならば、違う条件を提案し、疏肝あるいは理気できるよう促すわけです。

富里：あえて病因に触れずに、肝鬱や気滞がやわらぐような習慣を取り入れてもらえばいいのですね。

新風：さらに現状では、気滞血瘀に至っています。また、脾胃湿熱の側

面もあるため、甘いものや油脂物を控えるよう伝えておくことは重要です。お料理が好きな方であれば、活血作用や清熱利湿の作用がある食材をお勧めするのもいいでしょう。

富里：患者さんが何が好きなのかによっても、アドバイスの仕方は変わるわけですね。その人が受け入れやすい形で指導するのがポイントと言えそうです。

新風：養生の基本としては、患者さんが気を向けやすいように誘導できる、人間力も非常に重要です。正しいことの押し付けや脅迫めいた指導はうまくいかないことが多い、ということは知っておくといいでしょう。もちろん、生き死にに関わるような病態に至る可能性がある場合には、厳しく指導することも大事ですし、もしそれを守れない方であれば、治療をお断りすることも必要になります。

富里：指導を守れなければ治療を断る、となると患者さんにも本気度が伝わりそうです。

新風：病因病理に沿った養生指導について簡単に説明しましたが、現代人は文明の享受と引き換えに、天地陰陽に反した生活に陥りがちです。現時点で直接病因となっていない場合でも、望ましい睡眠のとり方、食事の仕方、運動習慣の取り入れ方、など提示することも大事です。老若男女問わずスマホを手にしています。ついつい目を必要以上に使いがちですね。肝血を消耗し、ひいては腎精をも知らぬ間に損なってしまう可能性もあります。

富里：耳が痛い…。僕も気をつけます。

新風：さて、ここまでで診察と診断の話は終えて、次にようやく治療技

術の話です。

富里：待ってました！　やっと鍼やお灸の話が聞けるわけですね！

新風：特にここからは他では聞けない話もたくさん出てくるので、楽しいと思いますよ。

富里：楽しみです！

第6章

体への負荷を最小限に抑えながら
大きく気を動かし患者を治す
4つの治療技術

1 これだけは手放せない！鍼灸の名医が愛用する４つの治療技術

新風：ここまでで診察・診断、さらに治則治法や選穴までお伝えしてきました。最後に、実際にどのように治療を施すのかという、刺鍼技術や灸法についてお伝えしておこうと思います。

富里：ここまで来て、ようやく鍼のお話が聞けるわけですね。とても楽しみにしていました。ぜひ、よろしくお願いします。

新風：まず私が使う鍼具から紹介しますと、主に**毫鍼、打鍼、古代鍼**＊があります。灸は、主に艾を捻る基本的な**透熱灸**、ということになります。

富里：治療技術としては、灸も含めて４つあるのですね。実際の臨床では、どのような割合で使っていますか？

新風：８～９割が毫鍼であり、残りの１～２割が打鍼、古代鍼、という感じです。透熱灸は、１割未満といったところですね。それでは、さっそく毫鍼から詳しく説明していきましょう。

2 ほとんどの鍼灸師が見落としている「管鍼法」の致命的な欠点

新風：多くの鍼灸師さんと同じく臨床では主に毫鍼を用いますが、刺鍼技術と鍼具に特徴があります。まず、**鍼管を用いずに切皮・刺入を行い**

＊本書で使用される「古代鍼」は登録商標です。

ます。

富里：学校では、鍼管を使って切皮する管鍼法をメインで教わりますが、なぜ新風先生は管鍼法を使わないのですか？

新風：無痛で刺せることに越したことはありませんし、私も管鍼法を否定しているわけではありません。管鍼法を使うことで、より確実に無痛で切皮できるとも思います。ただ、**管鍼法には致命的な欠点があります。**

富里：管鍼法の致命的な欠点？

新風：昭和初期の伝統鍼灸の立役者の一人でもある柳谷素霊先生は、管鍼法について、著書の中でこのようにおっしゃっています。「管鍼術には、既述したように、腠理の術に欠けている。即ち、皮膚を目標とする術がないということになる。同じく毫鍼を使うのであるが、弾入のために、皮膚刺激が目的にかなわない事になる。」*

富里：皮膚を目標とする術がない、というのはどういうことでしょうか？

新風：管鍼術は弾入によってそのわずか４㎜程度が無視されることになり、**腠理・皮膚表面にある微妙な衛気の動きに対するアプローチができない、**と解釈することができます。

富里：つまり、**皮膚や衛気の動きに合わせられないことが、管鍼法の致命的な欠点**ということですね。

＊『鍼灸の科学：実践篇』柳谷素霊著　医歯薬出版株式会社

新風：ただ、管鍼法でも管散術、細指術などの細やかな手技でカバーできる面もあるとは思います。こういった側面が管鍼術によって失われていませんか？　という柳谷先生による注意喚起なわけですね。さらにいえば、**「単に切皮を無痛・簡便にするための道具として鍼管を用いる、というのは違うだろう？」**ということも意味していると考えられますね。

富里：切皮が簡単で便利だから管鍼法を使う、というのは確かに目的を見失っているのかもしれません。本来は鍼を効かせることが目的であるはずで、そこを突き詰めれば、皮膚や衛気の動きは無視できないということですね。

新風：そういうことです。

3　鍼管を使わずに、経穴の変化を感じ取りながら切皮・刺入を行う「撓入鍼法」の極意

新風：そこで私が臨床で用いているのは、管鍼法とは全く違う、独自の**"撓入鍼法（とうにゅうしんぽう）"**という刺鍼技術です。

富里：撓入鍼法ですか！　初めて聞きました。どのような刺鍼をするのでしょうか？

新風：刺鍼すべき**「経穴の気の出入・集散の状況」**を感じ取りながら、より経穴・生体の要求に合わせて刺鍼できる鍼術が撓入鍼法です。

富里：気の出入・集散？

新風：まず大前提として、刺鍼はツボの反応に合わせて行われるべきものです。すでに経穴の体表観察について紹介しましたが、経穴は気の集散・粗密によって、虚になったり実になったりします。『霊枢』九鍼十二原にも記述がありますが、経穴とは「気の遊行出入する処」で、気の出入・集散の状況によって、虚あるいは実の反応を呈します。

富里：経穴は気が出入りするところで、その気の出入りによって虚実を判断するということですね。

新風：そういうことです。**虚の経穴では気が不足している状態なので、周りの気がその経穴に入っていきます**。そのため、手を近づけると術者の衛気が取られるような感覚になります。逆に、**実の経穴では気が過多の状態なので、周りに気が出ていきます**。そのため、手を近づけると術者の衛気に反発するような感覚になります。集散で言えば、**散っていれば虚で、集まっていれば実**となります。

富里：その気の出入や集散からツボの状態を見極めて、その身体に合わせた刺入を可能にするのが撓入鍼法ということですね。撓入鍼法という名前には、どういう意味があるのでしょうか？

新風：「撓入」というのは、鍼管を用いず、また撚鍼することなく、少し鍼体を撓（しな）らせて刺入する、という側面を表現しているに過ぎません。経穴の気の出入・集散を衛気の動きとして把握し、適切な切皮・刺入を行う、ということに本質があるわけです。

富里：鍼体を撓らせて刺入するというのは、どういうことでしょうか？

新風：図を使って説明してみましょう。

第 6 章

体への負荷を最小限に抑えながら大きく気を動かし患者を治す4つの治療技術

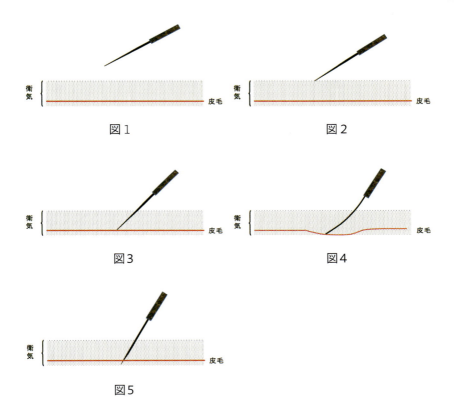

新風：まず図の1、2のように、衛気を乱さないように皮膚面に対して鍼を近づけていき、図3のように鍼尖を皮膚に接触させます。その後、図4のように鍼体を少し撓ませながら、手前に少し皮膚を引きます。最後に、図5のように鍼体の撓みがもとに戻ろうとする力を利用して、突っ張った皮膚面に刺入します。**静止している鍼に対して緊張した皮膚面が自然に刺さってくるようにすると、無痛で刺入することができます。**

富里：鍼管を使わないとすると切皮痛がするイメージですが、無痛で刺すことができるのですね。ちなみに、押手はどうなっているのでしょうか？

新風：少し皮膚面を引き、緊張状態を作るように押手を構えますが、何よりも衛気を乱さないこと、衛気の動きに合わせることがポイントです。そうすることで、皮膚から鍼に刺さるように持っていくことができます。しかもこの方法なら、**直接鍼体に触れることもないので、衛生面でも優れている**といえます。

富里：面白い形で押手を作るのですね。確かに、これなら衛生面のリスクも抑えられますし、時代に合っているかもしれません。何よりこの刺入方法なら、管鍼法の弾入で皮膚に叩き入れるよりも繊細な刺鍼が実現できそうです。

新風：経穴は気が遊行出入する場で、物理的にもごく体表面から反応があります。さらにいえば、体表を離れた場所にも衛気として反応があるわけです。であれば、**鍼を近づける段階で経穴の衛気を感じ取り、その経穴の気の動きの状況をモニターし続けながら、切皮・刺入を行う方がベター**だと思いませんか？

富里：なるほど。目的に沿って考えていく中で、理想となる刺鍼の形を追究すると、撓入鍼法が最も理にかなっているということですか。

新風：これこそが撓入鍼法の本質で、より生体・経穴が要求する刺鍼を可能にします。さらに、**気や衛気を鍼や押手、刺手で感じ取りながら、適切に刺入することで、限りなく無痛切皮に近づきます。**

富里：お話を伺って撓入鍼法の良さは理解できたのですが、鍼管を使わずに本当に無痛で刺入できるものなのでしょうか？

新風：実際に受けてみますか？

富里：いいんですか!?

新風：もちろんです。ちょっと横になってみてください。この左の合谷に反応が出ているので、撓入鍼法で鍼をしてみましょう。

富里：お願いします！

新風：いきますよ。はい、刺入しました。

富里：えっ！　もう入ったんですか!?　痛みを感じるどころか、いつ切皮したのかすら分かりませんでした（笑）

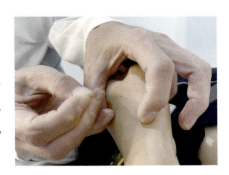

新風：撓入鍼法だからこそ、それくらい繊細な刺入が可能になります。

富里：撓入鍼法のメリット、実感できました！　ところで、かなり短い鍼を使っていますよね？

新風：そうなのです。これは撓入鍼法を行うために作られた、撓入鍼です。撓入鍼は特に鍼の撓りを利用して、切皮・刺入しやすいように作られています。鍼尖も管鍼法で用いる松葉型ではなく、柳葉型で少し鋭くなっています。学校でも使うような寸6の鍼も用いますが、同様の鍼尖です。

富里：撓入鍼法専用の鍼ということですね。僕たち学生は管鍼法で使う松葉型の鍼を普段使っていますが、松葉型では撓入鍼法は難しいのですか？

新風：そうですね、感覚としてはかなり違ってきますし、なかなか難しいと思います。撓入鍼法をやってみたいという方は、ぜひ撓入鍼を使ってチャレンジしてみてください。

刺鍼に必要不可欠な「衛気を感じ取る技術」を体感しよう！

富里：ところで、撓入鍼法の説明の際に「衛気を感じ取りながら」という部分を繰り返しおっしゃっていましたが、衛気ってどうすれば感じ取れますか？

新風：衛気というと、何か特別なものとして捉えてしまいがちですが、そんなことはありません。衛気の存在を感じるために、一つ実験してみましょうか。

富里：お！　いいですね！　どんな実験ですか？

新風：まず、両手を擦り合わせて温かくしましょう。そして、左の掌を開き、右手は握りこぶしを作ってから、人差し指だけまっすぐに立てます。それから、右手の人差し指の指先をゆっくり左手の労宮に近づけて、ゆっくり離してみましょう。どう感じますか？

富里：どう感じるか？　んー、ちょっと分からないです（汗）

新風：では次に、右手の人差し指の指先を素早く左手の労宮に近づけて、ゆっくり離してみましょう。先ほどと比べて、何か変化はありますか？

富里：労宮が少しひんやりする感じがしました。

新風：では次に、人差し指を少し斜めにしてゆっくり労宮に近づけてみてください。

富里：今度はなんとなく温かい感じがします！

新風：それが衛気を感じる、ということです。簡単でしょう？

富里：これが衛気なのですね！　気の説明は学校でも受けてきましたが、実際に衛気を感じるための具体的な方法を教えてくださったのは新風先生が初めてです。

新風：こういう衛気の存在を感じ取りながら、刺鍼だけでなく体表観察も行うわけです。はじめは感じ取れなくても、まずは考え方から変えるのでも構いません。**衛気があるものとして患者さんの身体を扱うのと、そうでないのとでは雲泥の差があります。**

富里：僕も完全に掴んだわけではないですが、この実験をきっかけに身体の見方が変わるような気がします。衛気を感じ取ろうという意識を持って、体表観察や刺鍼を行うことが重要なのですね。

新風：東洋医学は気の思想をベースにしていると言いますが、机上の空論ではありません。目には見えないかもしれませんが、実際に感じられるもの、存在するものを扱っている医学なのです。そのように考えを切り替えて鍼灸に取り組んでもらえると、見え方も変わってくるはずです。

富里：これからはより衛気を意識して、身体の診察をしてみようと思い

ます。

5 複雑な手技をせずとも、たった一穴に置鍼するだけで効かせられる原理

富里：ところで、第2章で複雑な手技を使わないという話をされていましたが、その部分についても詳しく教えていただけますか？

新風：そうですね、私は**置鍼を中心として、複雑な手技は行いません。**1回の診療で基本1本しか施鍼しない、ということから、複雑な手技を用いて対処しているのでは？　と思われるかもしれませんが、実はそうではありません。何より**重要なことは、四診合参から正しく病因病理構築や弁証を行い、正しく選穴した経穴の虚実の状況が分かっていること**です。そうすれば、よほどひどい鍼をしない限り、一穴への置鍼で間違いなく効果をみせてくれます。

富里：複雑なことをしなくても、鍼が勝手に効いてくれるということですね。定量的な評価をする上でも、複雑な手技ではなく、置鍼を中心にする方がいいとのお話もありましたね。

新風：そこが"医療"として鍼灸を行う上で重要なポイントです。**複雑な手技を行わず置鍼を中心にすることで、誰にでも理解や実践がしやすくなります。何より自分が行った診察や診断が正しかったかどうかを判断でき、もし間違いがあれば修正しやすくなります。**

富里：客観性を担保することで、治療家同士でより良い治療方法について議論もしやすくなる面もありますよね。

新風：ただし注意していただきたいのですが、「手技を行わない」ということと「手技が出来ない」ということは全く別です。逆に言えば、置鍼だけで効かせられるように、**さまざまな手技の意義や原理にも精通し、刺鍼技術や補瀉技術も鍛錬しておくことは大切です。**ただ、それは丁寧に臨床を積みながら、追々向上させてもいいと思います。

富里：しないことと出来ないことは違う、というのは意味深いですね。

新風：**より重要なことは、四診合参を行い、病因病理から弁証、選穴までを正しく判断できること**です。「彼を知り己を知れば百戦殆からず」と孫子・謀攻編にありますが、まずは患者さんの状況を十分に把握し、自分自身がどこまでできるか？　ということを冷静に判断してこそ、患者さんに対して誠実な臨床が実現できると考えています。

富里：とにかく診察と診断が重要だということですね。よく分かりました。

6 刺入せず太い鍼を木槌で叩き、震動で治療する夢分流打鍼術の真実

新風：それでは続いて、打鍼についてお伝えしていきます。打鍼術は中国大陸ではなく、日本で開発され、広く行われていた鍼術の1つです。近年、古文献が多く見つかり、様々な打鍼術に関する資料も豊富になって来たようです。私が臨床で行っている夢分流打鍼術は、江戸期に広まった伝書である『鍼道秘訣集』をベースとしております。

富里：腹診の部分でも教えていただきましたが、夢分流打鍼術ですね。これはどういう鍼法なのでしょうか？

新風：夢分流打鍼術で使う鍼は鍼体が太く、鍼尖は卵型になっています。これは**刺入できない鍼**ですが、1本木から切り出した木槌で叩打することで、腹壁へ伝わる震動のみで効果を出します。叩打した時にクリアな音が響くのですが、その音の変化から、刻々と変化する腹壁の邪の状況を感じ取りながら、邪に合わせて叩打します。

富里：音の変化から、邪の状況を感じ取るのですね。打鍼は臨床的にはどのような効果や特長があるのでしょうか？

新風：**打鍼は刺入しないので、非侵襲的で、より安全に治療することができる、という点が大きな特長**です。そのため、**正気虚が著しい場合や重篤な疾患を抱えている場合にとても有効**です。

富里：打鍼は腹部を治療するわけですが、手足を治療する場合とどのような違いがあるのでしょうか？

新風：全身の正気が衰えて、生体の気の絶対量が減少している場合、一

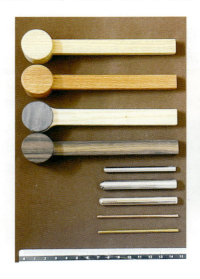
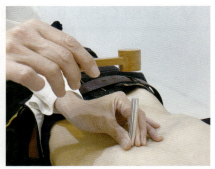

般的には体幹を守ることが優先され、相対的に手足の気は虚ろになります。なので、そういった状況では腹部打鍼を行うことが効果的なのです。

富里：「太極自体が小さくなる」という言い方をされていましたよね。そういう場合に、特に打鍼は有効なのですね。

新風：夢分流腹診図では、図の中心が臍になっています。つまり、臍の周囲を腹部と考えることができます。そして、腹部の中には最も大事な五臓六腑が存在しています。ですから、**太極が小さくなってきた段階では、手足末端ではなく、臍を中心とした腹部に対して刺入しない打鍼術を行うことで、五臓六腑や空間のバランスをとっていきます。**その中で、「太極」、言い換えれば「胃の気」を少しずつ大きく力強くできるように持っていくのです。

富里：弁証の部分で、逆証の患者さんのお話もされていましたよね。

新風：場合によっては、回復の見込みはなく、亡くなっていく患者さんを診させていただくことがあります。もちろん、逆証の場合は、基本的にはお断りすべきです。ただ、現代医療機関では緩和ケアでしか対処できず、なおかつ、ご本人やご家族との信頼関係ができていて、ご希望があったような場合には、医療機関との関わりも重視しつつ、有難く謙虚に診させていただくのがいいと思います。

富里：逆証の場合は、患者さんだけでなく、周りとの関係性も含めて慎重に対応する必要があるのですね。逆証の場合にも、打鍼で治療されるのでしょうか？

新風：逆証の場合、仮に診療開始時点では木槌で叩打できていたとして

も、逆証のため徐々に太極が小さくなっていきます。飲食程度の負荷でも胃の気が傷付いてしまうような段階になると、だんだん叩打そのものが合わなくなってきます。そういった場合には、叩打することなく打鍼の鍼を翳す（かざす）だけで対処するようになります。

富里：翳すだけでも効果があるのですか!?

新風：経穴は体表から離れた部分にも衛気として反応が出るとお伝えしました。これは逆に言えば、**衛気にのみアプローチしても、経穴の状況は変化し、生体全体に影響する**ということです。叩打できなくなった段階では、むしろ翳すだけで全身の気が大きく動きます。こういった次元の鍼灸臨床もある、ということを知っておいてください。

富里：翳すだけで効かせる、という世界もあるんですね。

7 なぜ現代は敏感な人が多いのか？鍼灸師が打鍼を身につけるべき時代背景

富里：小児鍼などでも侵襲的ではない治療を行うことが多いですが、打鍼は小児の場合にも使えますか？

新風：**子どもさんは、大人よりも気の動きが速いため、刺入せずとも体表の衛気にアプローチする打鍼や古代鍼で十分効果があります。**

富里：学校には鍼を刺されるのが苦手というクラスメイトもいますが、そういった方にも毫鍼ではなく打鍼で治療する方がいいのでしょうか？

新風：肺気・肝気が敏感な方には、毫鍼ではなく、刺入することの無い

打鍼や次に紹介する古代鍼で対処する方がいいですね。通常8～9割の方には、毫鍼で対処していますが、私が経験してきた30年だけを振り返ってみても、**非常に敏感な体質で毫鍼による切皮・刺入を行うのが不適切な方が増えてきている、**と肌で感じます。社会的な背景もあるのだろうとは思いますが。

富里：社会的な背景というと…？

新風：現代人の生活習慣や食習慣、精神的ストレス等で、肺気や肝気が非常に過敏な方が増えてきています。私が子どもの頃は、冬場でも半袖半パンは当たり前、ＴＶを観るにしても「もっとＴＶから離れて観なさい！」とよく叱られたものです。でも今では老若男女、空調の効いた空間でスマホを片手に至近距離でモニターを見つめていますよね。また、特に女性の方で、夏場に陽射しを極端に避ける方も多くいらっしゃいます。

富里：確かに、みんなスマホに齧り付いてます（笑）　やっぱり普段の生活が身体に及ぼす影響は大きいのですね。敏感な人に対しても効果的な打鍼は魅力的ですね。

8　打鍼に用いる鍼と木槌で、初心者におすすめの素材とは？

富里：ちなみに、打鍼の鍼はどんな素材で作られているのでしょうか？

新風：主に、金製、銀製、銅製、真鍮製、ステンレス製です。かつては金製が良いとされていました。確かに、金製の鍼はより気が大きく動くのですが、金を手に入れることは最近では難しくなってきました。私

は20年以上前に購入した金製の鍼を持っていますが、実際の臨床ではほとんどの場合、ステンレス製を使っています。そのステンレス製打鍼は、直径10㎜長さ75㎜のものをメインに用いています。

富里：金は高そうですよね…。ステンレス製がいろんなケースで使えるのは、いいですね。槌の素材も決まっているのですか？

新風：木槌の材質にもいろいろあります。黒檀、かりん、さくら、かえで、など色々試しました。結果、黒檀がよりシャープだと感じています。ただ、術者の技術や患者さんの病態によって、効果的な槌や鍼具は相対的なものである、ということは言っておきたいと思います。

富里：小児や敏感な方にも治療ができるようになりたいという人も多いですが、これから打鍼を始めたいという方にオススメの道具はどれですか？

新風：最初は鍼はステンレス性のもので、短くやや細めの鍼がいいでしょう。槌は軽めの「さくら」や「かりん」といった素材がオススメです。大事なことは、手に馴染むこと、手に馴染ませることです。

富里：なぜ初めは、細めの鍼と軽めの槌がいいのでしょうか？

新風：押手も不十分な状態で、最初から太く大きな鍼を使うと、叩打の際に押手で固定した鍼が滑ってしまい、生体に対して物理的に負担をかけてしまいます。また、槌もいきなり黒檀だと重すぎて押手・打手いずれのコントロールも難しいものです。あくまでも叩打による震動によって衛気を動かして効かせるもの、とまずはご理解ください。

富里：レベルに合わせて、使いこなせる道具を選ぶべきなのですね。

新風：道具に振り回されているようではいけません。道具は「使いこなすもの」であって、使いこなせないなら使わないことが重要です。自分の身体で十分試し、修練した上で、実際の臨床で用いるようにしましょう。

9 古代鍼を翳すだけで、大きな効果をあげられるメカニズム

新風：それでは次に古代鍼について、お伝えしていきましょう。

富里：古代鍼というのは、初めて聞きました。どのような鍼なのでしょうか？

新風：**古代鍼も打鍼と同様、刺入することはありません。触れたり、翳したりするだけで大きな効果を上げる鍼術です。**古代鍼の鍼具としての形状からその特徴を紹介しましょう。

富里：面白い形をしていますね。

新風：鍼柄や龍頭と言われる部分の末端が正方形であり、途中から円錐となっています。「天円地方」という表現がありますが、**鍼一本で天地を**

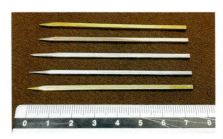
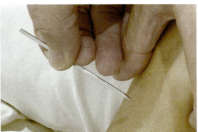

象っている（かたどっている）、といえます。

富里：天円地方は、円の形が天を表し、四角の形が地上を表すという考え方ですよね。鍼柄の末端が四角で、鍼尖が丸なので、天地を意味しているのですね。

新風：そうです。ちなみに円は動的に、方は静的に働きます。実際に**一般的な「てい鍼」と比べて、経穴の気を動かしやすく、しかも、安定させやすい**ものです。

富里：反対の作用を同時に実現できるというのは、面白いですね。

10 打鍼と古代鍼が持つ決定的な違いと、その使い分けの道筋

富里：この古代鍼はどのような時に使うのでしょうか？

新風：打鍼術と同じと考えていただいていいですが、**打鍼術が腹部のみを治療するのに対し、古代鍼は全身どこの穴処でも基本的に用いることが可能**です。ただ、**相対的に体幹よりも手足のほうが気の動きが敏感なため用いやすい**、ということが分かっています。

富里：腹部と手足で気の動きが違うのですね。

新風：『素問』にも「四肢は陽気の本」とありますし、陰陽で言うと陽は相対的に動きやすいですよね（※17）。ただし、過敏な方や子どもさんの

※17：『素問』陽明脈解篇「四肢者．諸陽之本也．」

場合は体幹であっても気の動きが敏感であるため、全身どこでも効果をあげることができます。

富里：子どもは全身が陽体と言いますよね。気が動きやすく、変化も早いので、体幹でも使えるのですね。ちなみに、古代鍼はどのような素材で作られているのでしょうか？

新風：金製、銀製、真鍮製、ステンレス製といったものがあります。金製は温補、銀製は涼瀉に適していることが分かっています。

富里：金は虚で冷えているツボを温めて補い、銀は実で熱感のあるツボを冷まして瀉すように使う、ということですね。

新風：ただ、いくつかの素材を臨床を通じて試す中で、現在は主にステンレス製を使って効果を上げています。合金であるステンレス製古代鍼は、温補にも涼瀉にも用いることが可能です。**真鍮製は相対的に気がゆっくり動くので、最初慣れるには真鍮製を使うのがいい**と思います。

富里：初心者には真鍮がオススメということですね。

新風：古代鍼はその形状にこそ意味がありますし、**光沢のあるなしでも効果がかなり変わります。傷つけないよう丁寧に扱い、常に磨いておくことが大事**です。

富里：光沢のあるなしでも効果が変わるとなると、日々の手入れが欠かせませんね。そのように大切に道具を扱ってこそ、使いこなせるものになっていきそうです。

11 陰陽論にみる「調えの灸」の目的と治療に有効な理由

新風：では最後に灸について、お伝えしましょう。

富里：お灸は透熱灸でしたよね？

新風：そうです。**灸は、基本的には虚寒証の場合に、温補の目的で行います。**陽虚・虚寒であっても、基本的には温補の穴位効能がある関元や足三里に対して、温補に効く刺法で対応します。刺鍼での対応が難しい場合に、灸を行います。

富里：鍼と比べて灸の方が、より温補の作用が強いということですね。具体的には、どのようなお灸をされるのですか？

新風：直接灸・透熱灸を基本としますので、当然灸痕が残る可能性があります。そのため、患者さんにはきちんと説明した上で行います。

富里：どのようなツボにお灸するのでしょうか？　冷えているツボ一穴にお灸するのですか？

新風：体表観察の部分でもお伝えしましたが、**経穴には左右差が現れますし、左右差のある部位こそ臨床的意義が大きいといえます。**さらに、第三虚や第四虚レベルの経穴が対象となります。左右ともに第三または四の虚で、なおかつ左右差のある経穴の左右両方に対して、「調えの灸」を施します。

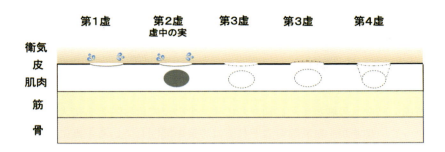

富里：浅いレベルの虚というより、どちらかというと深いレベルの虚をターゲットにするのですね。鍼は片側のみでしたが、灸の場合は左右両方に行うのはなぜなのでしょうか？

新風：左右差があるのは、陰陽消長の状態ですが、その中で**左右ともに虚となると、陰陽互根として陰陽ともに衰弱していることを示します。左右ともに施灸しつづけるなかで、陰陽の両方を補います。**その中で、陰陽消長の状態に近づけた後、**左右差のない陰陽平衡の状態に持っていくことが調えの灸の目的**です。そのため、左右両方に施灸します。

富里：陰陽消長というと、陰が旺盛になれば陽が弱まり、陽が旺盛になれば陰が弱まるという法則ですね。その状態が悪化すると、陰陽が共に衰えていく陰陽互根の状態になりますが、それを陰陽互根→陰陽消長→陰陽平衡と正常な状態に戻していくのが調えの灸なのですね。左右両方が深い虚の状態というのは、よく起こるのでしょうか？

新風：たとえば、年配の方の腎兪や志室に第三虚や第四虚を認めることは少なくありません。多面的にみて判断し、腎陽虚証、つまり虚寒証が明らかな場合、調えの灸を行います。

12 調えの灸を臨床応用するための6つの手掛かり

富里：実際どのように施灸していくのでしょうか？

新風：腎兪への施灸を例に紹介します。虚の反応は左右ともに大きく広がっていますが、左右の腎兪それぞれの最も陥凹している１点に灸点をおろします。基本的には**半米粒から米粒大の大きさ**とします。**もぐさの捻りはごくゆるく、ふんわりと、かつ、端正なカタチになるようにしましょう。**

富里：ツボの反応は広がっていても、あくまで艾炷は小さく作るのですね。

新風：続いて、より虚側の腎兪から施灸をスタートします。点火してから、もぐさを焼く火の進み方、消え入り方を観察しながら、左右交互に施灸していきます。時折、左右「どちらの方が熱く感じるか」、または「どちらの方が熱さを感じにくいか」を患者さんに尋ねます。

富里：**より虚側の方が相対的に陽気が足りていないので、熱さを感じづらい**ということですね。その逆で、相対的に反対側は熱さを感じやすくなりますね。

新風：そういうことです。**交互に施灸しながら、左右の感覚が揃うまで続けます。**熱さの左右差がなくなれば終了し、腎兪の虚がどのように改善したかを確認します。多くの場合は、左右ともに温まり、ツボは浅く小さくなってきます。

富里：他の体表所見にも変化は出てくるのでしょうか？

新風：もちろんです。例えば脈診なら、もともとが虚寒なので、沈んで無力の脈状です。それが少し浮いて浮沈の幅が出て、有力になってくればよいわけです。

富里：寒熱と言えば、舌にも変化がありそうです。淡白だった舌に、赤みが戻ってくればいいのですよね。

新風：そうですね。慣れてくると施灸を続けているうちに、術者目線からもぐさを焼く火の進み方、消え方の様子が変化し、左右が調ってくる様子が把握できるようにもなるでしょう。

富里：**虚実の状態が違えば、火の進み方や消え方も変わる**ということですね。面白いです！

新風：ここまで基本的な虚寒証に対する調えの灸について紹介しました。例外としては、実熱証であっても、鬱熱や邪熱を急激に発散させる目的で背部1行穴、血虚や陰虚に対して養血と補陰の効能がある三陰交や照海に対して調えの灸を行う場合もあります。前者は特に稀ですが、この場合は瀉法、ということになりますので、もぐさは相対的に堅く捻ることになります。

富里：熱証に対して、熱で治療するのは反治ですよね。そういったことも臨床で行うことがあるわけですか。

新風：他にも灸の熱さに耐えられない場合や衛気が虚しているために過敏な場合は、八分灸にしたり、棒灸を使うこともあります。こういった匙加減は、固定的なものではなく、目の前の患者さんの気の状況や、術者の技量によって選択肢が変化するものとご理解ください。

富里：調えの灸について、よく分かりました。

13　4つの治療技術を患者の状態に合わせて、使い分ける基準の置き方

富里：ここまで4つの治療技術について伺ってきましたが、改めて使い分けについて、聞かせていただけますか？

新風：8～9割が毫鍼で、残りの1～2割が打鍼と古代鍼で、透熱灸は1割未満とお伝えしました。毫鍼は刺入するので、相対的に生体への負担が大きい治療になるわけですが、なぜこのような割合になると思いますか？

富里：鍼灸を受ける患者さんは鍼灸院に自力で来られるという時点で、比較的元気な方が多いからでしょうか？

新風：そういうことです。仮に正気虚が中心だったとしても寝たきりの方を診ることはごく少ないので、毫鍼を中心とした治療になる、というのは当然のことです。ただ、来院される方の中でも、正気虚が著しい場合や、正虚邪実の偏差が大きい場合、また過敏な方や子どもさんには打鍼や古代鍼を必要に応じて使います。

富里：虚を傷つけてしまわないように、ということですね。

新風：特に太極が小さくなってきている年配の方は、夏場はそうでもなくとも、**秋冬には虚寒の側面が強調されますので、灸治をしてから、毫鍼や古代鍼、打鍼を用いる、といったこともあります。**

富里：天人合一思想ですね。季節が変われば、人の状況も変化するので、それに合わせて治療も変えていくということですね。

新風：例えば腎陽虚が本で、肝鬱気滞が標という場合、気温が高い時季であれば、気海に対して毫鍼1本で補えば済むとしても、秋冬冷え込んで来た場合には、気海に施灸し、必要であれば古代鍼で百会を軽く瀉す、といったこともあるわけです。

富里：灸の匙加減のお話もありましたが、固定的なものではなく、病の状況や時季にも合わせて臨機応変に対応していく必要があるのですね。

14 より安全に効果的な治療を実現する補瀉の戦略

新風：ここまで4つの治療技術について、お話ししてきましたが、補瀉についても軽くお伝えしておきましょう。

富里：ちょうどお聞きしたいと思っていました！

新風：学校では、補法、瀉法についてはどのように学びましたか？

富里：基本的なことではありますが、虚証に対しては虚のツボに補法、実証に対しては実のツボに瀉法を行うことを学びました。その具体的な方法論としては、補法の場合は抜鍼時に鍼孔を閉じる、経絡の流れる向きに従って刺す、浅く刺してから深く刺す、呼気時に刺入し吸気時に抜鍼すると習いました。瀉法の場合は、その逆ですよね。

新風：そうですね、大体そんなところだろうと思います。経穴の模式図

を見ながら解説しましょうか。補法の場合、刺鍼する経穴は虚であり、衛気が散・粗の状態です。鍼尖、鍼体を近づけるなかで、衛気が集まるのを感じ取り、その集まった衛気とともに切皮・刺入を行います。瀉法の場合、刺鍼する経穴は実であり、衛気が密・集の状態です。鍼尖、鍼体を近づけるなかで、衛気を集めないように、速やかに切皮・刺入を行います。

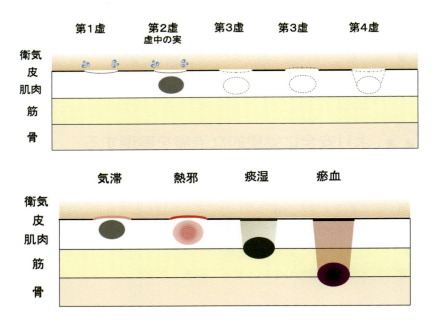

富里：衛気への反応のさせ方や、刺鍼のスピードが違う、ということでしょうか？

新風：補瀉の基本的な手法に「徐疾補瀉」があります。虚の経穴に対して徐入で補法、実の経穴に対して疾入で瀉法を行います。もちろん、生体の状況や経穴の虚実の現れ方によって、望ましい切皮・刺入のスピードやタイミングは異なります。画一的に徐・疾に縛られるのではなく、あくまでも生体や経穴の気の状況に合わせて刺鍼します。

富里：なるほど！　**ゆっくり刺入すると補法になって、素早く刺入すると瀉法になる**ということは、労宮に人差し指を近づけたり離したりして衛気を感じる実験と徐疾補瀉はつながっていたのですね！　ゆっくり指を近づけると温かくなって、素早く近づけると冷たく感じたのは、まさに補瀉をやっていたわけですね。

新風：鋭いですね！　まったくその通りです。先ほどの実験は衛気だけでなく、徐疾補瀉の原理を体感する上でも役立ちます。

富里：ただ、徐疾補瀉の原理はありますが、あくまで生体や経穴の気の状況に合わせるのがポイントということですよね。呼気時に刺入するとか、経絡の流れる向きに合わせるとか、そういう機械的な話ではないということですか？

新風：**「経絡の流れに沿って刺すか、反するように刺すか」だけで補瀉が決まるものではありませんし、形式的に用いるものではありません。刺鍼は機械的ではいけません。**あくまで、**生体の状況に合わせて生体や経穴が求めるように刺すことが重要**です。そういう意味では、**体表観察の延長線上に刺鍼がある、**といえますね。

富里：刺鍼が体表観察の延長にある、というのは興味深いです。虚のツボに対して補法、実のツボに対して瀉法というのは分かりました。ただ、「虚中の実」というツボの状態についても体表観察の部分でおっしゃっていたと思いますが、その場合はどのように補瀉を考えるのでしょうか？

新風：第二虚は別名「虚中の実」といいますが、実の「硬結の手前で止めて」置鍼することになります。切皮・刺入時には、虚の部分は抵抗をあまり感じません。抜鍼時に抵抗を感じ、押手と刺手を通じて、経穴が

刺鍼前よりも温かくなっているのを確認できれば良いです。

富里：気が集まっていれば、抜鍼時に抵抗感と温かさを感じるわけですね。硬結の手前で止めるのは、なぜなのでしょうか？

新風：第二虚はまず虚が原因としてあり、その結果としての実なので、実を瀉すよりも虚を埋めることが主であるためです。また、虚が原因にある状態で、実を瀉すのは正気を傷る可能性があり、危険を伴います。そのため、基本的には硬結の手前で止めて、虚を埋めることで実も和らぐような刺鍼をするわけです。

富里：そこまで深く考えて、どこに鍼を留めるかを決めるわけですね。そうなると、もちろん抜鍼も重要ですよね？

新風：置鍼後は抜鍼が重要になります。補法の場合、置鍼後に鍼を通じて抵抗、また、経穴の温感を感じ取れたら、それは正気が集まっている状態ですので、その状態を保持しながら素早く抜鍼し、鍼孔を閉じます。つまり後揉ですね。集まった正気が漏れないように、蓋をするように、さっと優しく行うことが重要です。

富里：抜鍼のスピードも重要なのですね。補法では鍼孔を閉じますが、瀉法では開いたままですよね？

新風：瀉法の場合は、置鍼後に鍼を通じて抵抗や渋感が軽減、もしくは消失し、経穴の温感がなくなったことを確認して、相対的にゆっくりと抜鍼し、邪が漏れるのを妨げることのないよう、鍼孔を開いたままにします。つまり、後揉しません。

富里：気には温煦作用があるから、気が不足している虚のツボは冷えて

いて、気が充実している実のツボには温感があるわけですね。補法では冷えたツボに対して気を補うことで温かくなり、瀉法では温感のあるツボに対して気を漏らすことで温感がなくなる、ということですね。

新風：そういうことです。以上が私が行っている補瀉の基本的な内容ですが、専門用語でいえば、「徐疾補瀉」「開闔補瀉」と表現します。置鍼を中心として、複雑な手技は行わない、ということについては一貫しています。

富里：「**徐疾補瀉**」が刺鍼・抜鍼のスピード、「**開闔補瀉**」が鍼孔を閉じるか閉じないか、で行う補瀉を意味するのですね。補瀉について、よく理解できました。

15 目の前の患者に最適な刺激量を見抜くには？

富里：補瀉の話は分かりましたが、刺激量についてはどうでしょうか？　どの程度補うか、どの程度瀉すかは、どのように判断すればいいでしょうか？

新風：そうですね、ではそもそも鍼灸施術の目的はなんだと思いますか？

富里：鍼灸施術の目的ですか…？　患者さんの身体におこるアンバランスを整えて、生命力を高めること、だと思います！

新風：そうですね。陰陽を調和させること、生体の陰陽を平衡させることが目的です。それぞれの弁証は様々な側面の陰陽の不調和を示してい

る、ともいえますね。そのことを前提とすると、仮に同一の弁証、病理状態であったとしても、同じ経穴に全く同じように刺激量を与えるわけではありません。

富里：身体が過度に敏感な人や、逆に鈍い人もいますよね。確かに同じ刺激では、敏感な人には強過ぎたり、鈍い人には足りなかったりしそうです。

新風：さまざまな文献に、この症状には、このツボに何分刺入、この手技をしましょう、と書かれていますが、それらはあくまでも一つの目安だとご理解ください。生体の状況を把握し、生体にとって必要なドーゼでなければ意味がない、ということです。

富里：その必要なドーゼというのは、どのように判断するのでしょうか？

新風：来院時の望診に始まり、問診時の会話を中心とした気の交流、体表観察を通じて生体としての気の動きを把握します。そして、**病因病理と弁証によって、その時点での陰陽の歪みがどこにどの程度あるのかを把握し、治則治法と選穴を決定します。この流れを一貫のものと理解し、必要なドーゼを感じ取っていただきたい**と思います。

富里：ドーゼも多面的観察によって、判断していくわけですね。気の動きを感じ取る上で、ポイントとなることはありますか？

新風：まず治神を踏まえる、ということです。その上でどの経穴に、どの鍼で、どういった手法を用いるか、を判断していきます。実際の鍼灸臨床での判断は、実は直観として感じ取るということを前提としてください。

富里：直感として感じ取る…？

新風：一般的に、**壮年の男性や腠理が粗く皮膚の色が赤黒い方は強い刺激に耐えられますが、女性や幼児、年配の方、腠理が密で皮膚が白い方は過敏であり、弱い刺激でないと耐えられません。**むしろ気を傷付けてしまう場合があります。これらはあくまで一般的な話で、適宜判断します。

富里：腠理の粗密まで見ていくのですね。なんとなくドーゼの判断の仕方が分かってきました。難病患者を治療するときは、特に注意が必要なのでしょうか？

新風：まず、難病患者の定義から考える必要がありますが、**表裏・寒熱・虚実が全て錯雑しているケースが多いです。**

富里：表証も裏証もあって、寒証でもあり、熱証でもあり、虚証でもあり、実証でもある、ということですか。めっちゃ複雑ですね…（汗）

新風：なので、**病因病理や正邪弁証がより一層重要になってきます。**標本を踏まえつつ、表裏・寒熱・虚実・臓腑・経絡・気血津液において、陰陽の転化がどの瞬間に起こりうるかを常に見届けつつ、主従を明らかにして処置する必要があります。その変化を捉えられるかどうか、脈診を中心とした効果判定ができるようになっておくことが重要だと言えます。

富里：難病の治療も、基本的なことの積み重ねでしかないということですね。その中で、より慎重に患者さんがどの段階にいるのかを把握しながら、刺激量を調節することが重要なのですね。

16 鍼の太さが身体に及ぼす影響と番手選びのガイドライン

富里：刺激量と言えば、鍼の太さも重要だと思いますが、どのように鍼の番手は決めればいいでしょうか？

新風：鍼の太さや先端の形状で気の動き方が異なります。まず太さの点では、**太い方が「大きく」なおかつ「ゆっくり」気は動き、細い方が「繊細に」なおかつ「すばやく」気は動きます**。形状の点では、**先端が尖っているほうが「敏感に」気は反応し、先端が丸いほうが「マイルドに」気は反応する**、というようにざっくりご理解いただければいいと思います。

富里：太さだけでなく、形状も関係しているとは…!! 気の動きのダイナミックさに加えて、動くスピードにも違いがあるのですね。新風先生は、普段どのくらいの太さの鍼を使っているのでしょうか？

新風：おそらく、日本の多くの鍼灸師の先生方よりは太めの鍼を使っていると思います。細くて2番、太くて5〜8番、場合によっては15番鍼を用いることがあります。

富里：15番ですか！ そんなに太い鍼を使うのですね。

新風：鍼が太いほど気が「大きく」「ゆっくり」動きますが、複雑かつ細かい手技をしない場合は、こういった太めの鍼が合っていると考えています。

富里：複雑な手技をしない分、鍼の太さや形状で気の動きをコントロールしているということですね。毫鍼、打鍼、古代鍼でいうと、どのよう

な違いがありますか？

新風：3つを比較すると、相対的にはこのようになります。
- 毫鍼：「より繊細に」「素早く」「敏感に」気が反応する
- 打鍼：「より大きく」「ゆっくり」「マイルドに」気が反応する
- 古代鍼：毫鍼と打鍼の中間で、やや打鍼寄り

富里：これらの道具の違いから、目の前の患者さんの気をどのように動かしていくかを考えた上で、道具を選択して治療をしていくわけですね。

新風：そういうことです。また、**毫鍼・打鍼・古代鍼の中で、まずは打鍼を身に付けることが上達への近道**です。**打鍼は気が大きく・ゆっくり・マイルドに動きますが、腹壁を通じて即座に生体が変化することを感じ取れるようになることがまずは重要**だからです。

富里：毫鍼からやるものとばかり思っていました。打鍼で気の変化を感じられるようになれば、その感覚は毫鍼や古代鍼にも活かせるということですね。

新風：そういうことです。

17 病態に合わせて置鍼時間を決定するために必要な4つの観点

富里：複雑な手技をせずに置鍼のみだからこそ、様々な道具や太い番手の鍼を使うことは分かりました。ただ、今更ではありますが、そもそもなぜ置鍼するのでしょうか？

新風：なぜ置鍼するのか？と聞かれた場合、私は「毫鍼はそもそも置鍼するものだから」と答えるようにしています（笑）

富里：答えになっているような、なっていないような…？（笑）

新風：まあこれは笑い話ではなく、ある意味真理でもあります。『鍼経』といわれる『霊枢』の第1篇「九鍼十二原」に、**毫鍼は「久しく留める」つまり「置鍼しなさい」と書かれています**[※18]。そして、そもそも正気を養う鍼だ、とも書かれています。

富里：置鍼すべきだ、と霊枢に書かれているのですね。正気を養う鍼、というのは補法に使うという意味ですか？

新風：毫鍼における補瀉は広義においては補法だ、という考えに繋がりますね。この点について、幕末の石坂宗哲は毫鍼での処置はすべて補法であり、そのなかに虚法と実法がある、としています。虚法は一般的に言う毫鍼による瀉法で、実法は一般的に言う毫鍼による補法だと言えます。

富里：生命力を高める目的は、補法でも瀉法でも変わらないということですね。毫鍼の目的と、置鍼をすべきことは分かりましたが、置鍼時間はどのように決めればいいでしょうか？

新風：置鍼時間については、詳しく述べると繁雑になってしまいますので、端的に言いますと、**原則としては寒熱によって置鍼時間は変わります。熱証では置鍼時間を短くし、場合によっては即刺即抜することもあります。寒証では置鍼時間を長くします。**

※18：『霊枢』九鍼十二原「毫鍼者．尖如蚊虻喙．靜以徐往．微以久留之．而養．以取痛痺．」

富里：即刺即抜というと、すばやく刺してすぐに抜く手技ですよね。寒熱によって置鍼時間が変わるとのことですが、これはなぜですか？

新風：脈診の原則を思い出してみましょう。遅数でいえば、熱証は数脈、寒証では遅脈になりますね。つまり、**熱証の場合には気血の循環が速いために相対的に置鍼は短く、寒証の場合には気血の循環が遅いために相対的に置鍼は長くなります。**

富里：なるほど！　確かに脈診で考えると、分かりやすいですね。

新風：ただし、例外もあるので注意が必要です。例えば、熱証であっても気鬱が強く熱が籠っている鬱熱の場合には、置鍼を長くして気鬱が散るのを待ちます。また虚寒証の場合は、長い置鍼を行うと気血が循環することで拡散してしまう場合もあり、そのような場合にはあえて置鍼時間を短くします。

富里：やっぱり機械的な運用ではなく、その場その場で臨機応変に考える必要があるのですね。学校で初診時は刺激を入れ過ぎないよう注意が必要と教わったのですが、置鍼について初診時に注意しておくべきことなどはありますか？

新風：**初診時は慎重に置鍼時間を短くします。**何度か診てその患者さんの気血のめぐり方が把握出来るにしたがい、必要に応じて置鍼時間を長くします。

富里：短い場合と長い場合で、それぞれ具体的には何分くらいで考えればいいでしょうか？

新風：**短い場合は15分以内を目安に、長い場合は40〜50分ほど置鍼**

することもあります。

富里：40〜50分も置鍼するのですね！　驚きです。

新風：ただし、長ければいいというものではありません。あくまでも患者さんの感受性に合わせるという部分に注意してください。それでは、4つの治療技術と補瀉、刺激量について解説してきました。ここまでで、診察、診断、治療の3つのステップは全て網羅されたことになります。

富里：とても充実した内容でしたし、一つ一つの理解が進んできました。ただ、実際の臨床に活かす場面になったときに、これまで学んできたことをどのように組み合わせて扱っていけばいいのかがまだ腑に落ちていません。

新風：その部分を次の章で、症例解説をする中で一緒に考えてみましょう。これまで学んできたことをおさらいしながら、実践で理論を活かす考え方が体感できると思います。

富里：それはいいですね！　ぜひよろしくお願いします！

第7章

鍼灸の名医は何を診て、
どう治療するのか？

症例解説①
「慢性関節リウマチ」

慢性関節リウマチに鍼で挑み、狙い通りの効果を上げる臨床応用術

新風：それではここから、実際の臨床での理論の活用法について、症例を解説しながら説明したいと思います。

富里：ありがとうございます！　どんな症例をみていくのでしょうか？

新風：私が実際に治療した患者さんなのですが、慢性関節リウマチの症例になります。

富里：関節リウマチですか！　西洋医学でも根本的な対処法がなさそうなイメージですし、東洋医学的に治療するのも難しそうですね…。

新風：あくまで考えていくベースは変わりません。ここまでお伝えしてきた内容をもとに一緒に考えてみましょう。それでは、まず症例の基本情報と生活歴・既往歴・現病歴を出していきます。

【基本情報】
初診：2023年12月4日
50代女性　身長：158cm　体重：51kg　職業：ホテルのコンシェルジュ
未婚
父親と2人暮らし、あまり仲が良い感じではない。
大阪府堺市在住。職場のホテルは京都にあり、通勤に約2時間かかる。

【生活歴・既往歴・現病歴】
父、母、弟（2歳年下）の4人家族。両親は、躾にはとても厳しかったが、幼少の頃から、好きなこと、やりたいことは何でも好きにさせてくれた。

- 幼少期の健康状態は特に問題なし。
- 中高生時代：運動はあまり得意ではなかったが、軟式テニス部に所属し、練習にはついていくことができた。月経時の経血には特に異常はなく、小腹部に痛みがあったが、服薬により治まる程度。月経後は身体が軽くなり、すっきりした。初潮は12歳。
- 大学時代：美術関係の学科を専攻
- 22歳：大学卒業後イギリスに留学。楽しく過ごせた。
- 24歳：イギリスの航空会社に就職。
- 28歳：帰国。大阪の航空会社に就職し、実家で暮らす。
- 31歳：ソムリエの資格を生かし、ワインの講師に転職するが、職場の人間関係が悪く、かなりストレスを抱えながら仕事を続けた。
- 37歳：経血量が増加し、このころには通常の3倍ほどになり、服薬しても痛経が治まらなくなったため、婦人科を受診。2cmほどの子宮筋腫がみつかり、筋腫を切除。以後、経血量は普通量へ戻り、痛経もほぼ感じなくなった。また、その他オペ後体調に不都合を感じることは無かったが、オペを機に退職し、3年ほど職に就かず趣味のゴルフをするなどゆっくりと過ごした。
- 40歳：東京で再びワインの講師として就職。それに伴い東京都内で一人暮らしをするようになった。3年のブランクがあったものの、ストレスを感じることなく自身のペースで仕事は出来ていた。しかし、いま一つやり甲斐を見出せず、あまり充実した生活ではなかった。特に思い当たる原因は無いが項部から肩甲骨周辺にかけてひどく凝り、筋張るような痛みを感じるようになった。整骨院等でマッサージを受けるもあまり効果を感じなかった。また、友人の勧めで月に2回鍼灸治療を受けるようになってからは、凝り・筋張りの症状は半減した。また疲れも溜まりにくくなったように感じた。
- 43歳：以前ほどではないが経血量が増加し、痛経がひどいために婦人科を受診。3cmの子宮筋腫が見つかった。経過観察のなか、徐々に500円玉大の血塊が混じり増えてきた。

- 45歳（2013年1月）：知人に誘われ、京都市内のホテルにコンシェルジュとして就職し、月2・3回東京でワインの講師を続けた。以後、休日が減り肉体的に無理を感じていたが、ホテルの仕事はやり甲斐があり、気持ちとしては充実感を取り戻した。しかし、鍼灸治療を受ける時間が無くなり、凝りと痛みは増悪。また、月経前にイライラしやすくなった。
- 46歳（2013年夏頃）：生活パターンに変化はなかったが、休日ははっきり無気力になり、何もせずゴロゴロして過ごすようになった。このころから項部から背部の凝り・痛みがさらに増悪。
- 46歳（2014年1月）：知人の紹介で、凝り・痛みと無気力感を改善したく、当院を受診。以後定期的に当院を8ヶ月受診し、諸症状は緩解したが、忙しさのため来院を中断。
- 49歳（2016年12月）：母親が急死しているところを第一発見者として発見し、精神的ショックが大きかった。
- 49歳（2017年1月）：子宮筋腫オペ（部分切除）後、閉経。とくに更年期症状等無し。
- 51歳（2018年2月）：両手首＞両膝に痛みを感じ出し、酷い時には物も握れなくなり、京大病院を受診。血液検査の結果、リウマチ因子陽性であり、慢性関節リウマチ、と診断される。さらにその後、間質性肺炎（症状無し）と診断された。
- 53歳（2020年3月以降）：客足が減り、ゆっくり過ごすことが出来るようになった。この期間に蕁麻疹や激しい腹痛を感じることが何度もあり、漢方クリニックを受診。蕁麻疹はすぐに治まった。腹痛に対しては腸癰湯が処方され、腹痛は緩解し、便通も良くなった。また、睡眠時間の確保や間食を控えるよう指導があり、それを守ることで、休日に外出や掃除ができるなど、体力が回復してきた。
- 55歳（2023年1月以降）：客足が戻ることで、急に忙しくなり、忙しさに比例して疲労を感じるようになってきた。
- 56歳（2023年10月以降）：治まっていた両手首・両膝関節の痛みに加

え、左足足底（裏侠渓）付近が痛むようになり、歩行に困るようになってきた。
- 56歳（2023年11月28日）：漢方クリニックにてアコニンサン（附子）とともに、ロキソニンとムコスタ錠（胃薬）を処方されるも、効果を感じる日と感じない日があり、そのようななか、当院のことを思いだし、再度初診として12月4日に受診。

新風：ここまでが、基本情報と生活歴・既往歴・現病歴になります。

富里：問診では、これくらい細かく確認するのですね。

新風：東洋医学は全人的な医療なので、最低限これくらいは聞いておきたいですね。症状を緩和させるだけでなく、患者さんという人間を救う治療家でありたいのであれば、患者さんに向き合い、理解しようとする態度はとても重要です。

富里：病を治療するだけでなく、人を救うという考えが大事なのですね。

2 月経や痛経の情報から瘀血の状態を把握し、病因に結びつけて考える思考法

富里：ここまでの情報で注目すべきポイントは、どのようなところでしょうか？

新風：まずは、この部分ですね。

> 中高生時代：運動はあまり得意ではなかったが、軟式テニス部に所属し、練習にはついていくことができた。月経時の経血には

> 特に異常はなく、小腹部に痛みがあったが、服薬により治まる程度。月経後は身体が軽くなり、すっきりした。初潮は12歳。

富里：運動は十分できていて、月経後も身体がすっきりしたというのは、正気の状態としては充実していたと考えていいですか？

新風：そうですね。**平均初潮年齢は12歳**と言われていますが、その観点からも気血不足などの正気の弱りは特に見られません。また、**痛経の状況から、気滞もしくは気滞血瘀がある程度関与していた**と考えられます。

富里：初潮年齢からも正気の弱りを伺えるのですね。次のポイントはどの部分でしょうか？

新風：次にここです。

> 37歳：経血量が増加し、このころには通常の３倍ほどになり、服薬しても痛経が治まらなくなったため、婦人科を受診。２cmほどの子宮筋腫がみつかり、筋腫を切除。以後、経血量は普通量へ戻り、痛経もほぼ感じなくなった。また、その他オペ後体調に不都合を感じることは無かったが、オペを機に退職し、３年ほど職に就かず趣味のゴルフをするなどゆっくりと過ごした。

富里：**筋腫は瘀血だと考えて、手術で瘀血が取り除かれたことで、痛経もなくなった**のでしょうか？

新風：そうですね、痰湿型の筋腫もありますが、この場合は瘀血型と考えていいでしょう。肝鬱気滞から気滞血瘀に至った病因であった七情不和も、この期間は緩和していたようですし、オペで気滞血瘀の病理が除

かれた面があるといえます。

富里：退職して趣味のゴルフを楽しんでいたということから、七情不和も緩和していたと考えられるわけですね。

3 手術が及ぼす身体や生活習慣への影響を見極め、治療に活かす方法

富里：手術などを過去に受けられている方も多いと思うのですが、その影響はどのように考えればいいでしょうか？

新風：**切除や摘出等のオペ後の体調や各種所見から、邪気が排除されたかどうか、また正気にどの程度負担がかかったかを判断することは重要**です。例えば、白内障のオペで視力が回復したとします。それでも、肝兪や太衝など肝血に関わる穴処が沈み、虚になることがあります。よく見えるようになった分、肝血を消耗しやすくなったことを示すとも考えられます。

富里：摘出で邪気を出す側面もありますが、手術は身体にも負担をかける分、正気への影響も考える必要があるのですね。さらに**症状が改善することで、生活習慣も変わって体調も変化していく、ということまで考慮してみていくわけですね。**

新風：あくまで、手術の影響も多面的に見ていく必要がありますね。それでは、次のポイントに移りましょう。

> 40歳：東京で再びワインの講師として就職。それに伴い東京都内で一人暮らしをするようになった。3年のブランクがあったも

のの、ストレスを感じることなく自身のペースで仕事は出来ていた。しかし、いま一つやり甲斐を見出せず、あまり充実した生活ではなかった。特に思い当たる原因は無いが項部から肩甲骨周辺にかけてひどく凝り、筋張るような痛みを感じるようになった。整骨院等でマッサージを受けるもあまり効果を感じなかった。また、友人の勧めで月に2回鍼灸治療を受けるようになってからは、凝り・筋張りの症状は半減した。また疲れも溜まりにくくなったように感じた。

富里：マッサージを受けてもあまり効果を感じない、というのは単純な気滞ではないということですか？

新風：そうです。マッサージによっても気滞は一定緩解しますが、それでも良くならない場合は他の病理の関与を疑いましょう。特に気滞血瘀による子宮筋腫の既往があるため、瘀血が関与したためか、または筋張りを掣痛とするなら、気滞の背景に少なくとも局所的な血虚があったためと考えられます。

富里：気滞の背景に瘀血や血虚がある場合は、気滞を解くだけでは症状も良くならないということですね。鍼灸治療を受けて、凝り・筋張りが半減したというのも、注目ポイントですか？

新風：その通りで、**具体的にどのような治療だったのかを確認し、評価することが重要**です。それによって、病理を特定することに繋がることもあります。ただ患者さん自身が、どんな治療を受けたのか覚えていないことも多いのですが（汗）

富里：例えば、三陰交辺りに刺されて改善したという情報があれば、血に関わる病理であることが分かる、というようなイメージですね。よく

分かりました。次のポイントはいかがでしょうか？

新風：次はここですね。

> 43歳：以前ほどではないが経血量が増加し、痛経がひどいために婦人科を受診。3 cmの子宮筋腫が見つかった。経過観察のなか、徐々に500円玉大の血塊が混じり増えてきた。

富里：先ほど、仕事にやり甲斐が感じられていないという情報もありましたが、七情不和から気滞瘀血が進みつつある、ということですね。

新風：病理の特定も重要ですが、患者さんの心情の変化に注目し、共感をもって問診を進めることが大切ですね。

なぜ多くの鍼灸師は陰血の消耗を見逃して、治療に失敗してしまうのか？

新風：次にこの部分です。

> 45歳（2013年1月）：知人に誘われ、京都市内のホテルにコンシェルジュとして就職し、月2・3回東京でワインの講師を続けた。以後、休日が減り肉体的に無理を感じていたが、ホテルの仕事はやり甲斐があり、気持ちとしては充実感を取り戻した。しかし、鍼灸治療を受ける時間が無くなり、凝りと痛みは増悪。また、月経前にイライラしやすくなった。

富里：充実感を感じているというのは、身体にとっても良さそうですが、ここはどのように考えればいいのでしょうか？

新風：気持ちは充実していますが、肉体的な無理に対してより肝気を張って対処することで、やはり肝気鬱結の増悪につながった結果、と言えますね。こういった場合、肝気実に対して肝血が不足してくる場合も多いですが、気虚とは違って陰血は無自覚のまま消耗するものです。このことを、「陰血は暗耗する」といいます。この点は踏まえておいてください。

富里：なぜ気虚と違って、陰血は無自覚のまま消耗されてしまうのでしょうか？

新風：**気血津液で言うと、血は陰の生理物質なので、気よりも相対的に分かりやすい症状として現れにくいわけです。**そのため、見逃してしまいやすくなります。そのことを踏まえた上で、判断していく必要があるということです。では、次のポイントに移りましょう。

> 46歳（2013年夏頃）：生活パターンに変化はなかったが、休日ははっきり無気力になり、何もせずゴロゴロして過ごすようになった。このころから項部から背部の凝り・痛みがさらに増悪。

富里：**無気力になってきたということは、実から虚に転じてきている**と考えていいですよね？

新風：肝気を張ることで無理に仕事をしていたため、肝気が緩む休日には、正気虚の面も自覚するようになってきた、と考えられますね。

5 病理現象＝生理現象？
症状を止めてしまうことで、体調が悪化する背景

新風：次にここです。

> 49歳（2016年12月）：母親が急死しているところを第一発見者として発見し、精神的ショックが大きかった。
> 49歳（2017年1月）：子宮筋腫オペ（部分切除）後、閉経。とくに更年期症状等無し。

富里：第一発見者として母親の死を目の当たりにするというのは、気持ち的にもかなりつらそう…。母の急死による精神的ショックで肝鬱が強くなり、気滞血瘀を増悪させた可能性があるということですね。

新風：そうですね、また急な**閉経で、月経に伴う症状は無くなりましたが、出血という形での瘀血排出のルートが閉ざされたことになります。**そのため、さらに気滞や瘀血を助長させていった可能性もあります。

富里：月経は血を排出することで、身体を正常に保っている側面もありますよね。

新風：「経血＝瘀血」ではない、ということには注意が必要ですが、この患者さんの場合は月経によって、瘀血を排出できていた面がある、とも考えられます。**経血過多・血塊の存在は、病理現象であるとともに、ある意味生理現象でもある、**と理解できます。そう考えると、近年一般化しているピルの常用は、東洋医学的に見れば病因を踏まえていない対処療法と言えます。

富里：病理現象であるとともに、生理現象でもある、というのは重みの

ある言葉ですね。**症状を悪と見なしてそれを止めようとしてしまいがちですが、正常な状態を保つための身体の自然な反応とも考えられる**わけですね。それを止めてしまうと身体の状態が悪化してしまうのはイメージできます。

新風：急激な症状に対して、一時的な処置を行う必要がある場合もあります。ただ、それを長期間に渡って続けていると、病が慢性化してより治りづらくなるばかりか、より深刻な病に繋がってしまう可能性もあります。

富里：病理現象と生理現象は繋がっていること、胸に刻んでおきます。

6 一見関係のない漢方治療の結果を、鍼灸臨床の弁証に活かす視点

新風：次が最後になりますが、ここがポイントになります。

> 2020年3月頃：客足が減りゆっくり過ごすことが出来るようになった。この期間に蕁麻疹や激しい腹痛を感じることが何度もあり、漢方クリニックを受診。蕁麻疹はすぐに治まった。腹痛に対しては腸癰湯が処方され、腹痛は緩解し、便通も良くなった。また、睡眠時間の確保や間食を控えるよう指導があり、それを守ることで、休日に外出や掃除ができるなど、体力が回復してきた。

富里：睡眠時間を確保することで、体力が回復してきたというのは、正気が少しずつ戻ってきているということですね。腸癰湯というのは、漢方ですか？

新風：そうです。腸癰湯によって腹痛が改善していることから実熱が中心であった、ということが分かります。

富里：鍼灸治療で何が効いたのかと同じで、漢方で何が効いたのかも診断に重要な情報になるわけですね。

新風：厳密には**漢方治療において、どの薬が何に効き、あるいは、効かなかったということが分かれば、鍼灸臨床の弁証にも大いに役立ちます**。最近では漢方専門院でなくても、漢方エキス剤が処方される機会が多くなっているので、中医学を踏まえた湯液の知識は診断に活用できますね。

富里：効いたことと同様に、効いていないという情報も重要という点は鍼灸治療と同じですね。時間はかかりそうですが、漢方についても少しずつ理解を深めていきたいと思います。

新風：初めはとっつきづらく、抵抗があるかもしれませんが、長期的には必ず役に立つので、ぜひトライしてみてください。それでは、残りの問診情報についても見てみましょう。

【その他生活習慣等の特徴】
- PCモニタやスマホを視ている時間：10時間以上／日
- 睡眠：就寝時刻：22時〜24時　起床時刻：5時〜7時　寝つき寝起きともに悪い。中途覚醒は無い。漢方クリニック受診以前はもっと就寝時刻が遅かった。
- 運動習慣：ここ3年ほど、YouTubeを観ながら毎日10分間ヨガをしている。
- 七情面：ホテルでの仕事に生きがいを感じているが、いつも無理をしている。

- 仕事から帰るとどっと疲れを感じるが、父親に対してイライラすることが多い。

【現症】慢性関節リウマチ
- 両手首痛：初診3週間前から朝は手首を動かせないほどの激痛。普段はNRS 3〜4
- 両膝痛：NRS 3〜4
- 左足底痛（左裏侠溪付近）：NRS 6〜7　立っていると8〜9のため、通勤が困難（電車）
- 再初診来院時、よちよち歩きであった。

〈増悪因子〉
- 朝起床時
- 寒冷の気候 > 曇天 > 雨天
- 左足底痛は立位で体重がかかると増悪、体重がかからなくともズキズキ痛む。

〈緩解因子〉
- 起床後の時間経過

〈不変因子〉
- 入浴でいずれも緩解する感じはない。

【その他特記すべき症状・所見】
- 項〜肩〜背部凝り・痛み
- 花粉症
- 冷え症・寒がり
- 疲労感：仕事後、ゴルフのコースを回った後はかなり肉体疲労を感じる。十分睡眠がとれたり、休日ゆっくりすることで疲れはとれる。長

時間入浴すると疲労感あり。
- 左右上下偏らず歯の不調が起きやすい、虫歯・歯肉が痩せている
- 昔から爪が割れやすい
- 抜け毛が多い・髪がパサつく

【飲食・二便等の情報】
- 食事の時刻は規則的だが、夕食が20時になる。お腹いっぱいまでは食べないが肉類を摂取することが多い。接待等で外食することが多い。
- 間食：チョコレートや果物をよく食べていたが、漢方クリニックで指導を受け、減らしている。
- 口渇あり。季節を問わず温飲を好む。
- カフェイン類：コーヒー 500ml ＋ 紅茶 200ml 〜 300ml ／日　漢方クリニックでの指導によりこれでも減っているほうである。
- 大便・小便　特記事項なし。もともとは便秘

【婦人科情報】
- 現病歴に示した通り。妊娠歴無し。その他、特記事項無し。

7 天人合一思想にみる、天気が身体に及ぼす大きな作用

富里：かなり多岐に渡る情報ですが、どこに着目すればいいでしょうか？

新風：順に解説していきますね。まずはここに注目してみましょう。

- 七情面：ホテルでの仕事に生きがいを感じているが、いつも無

理をしている。
　　・仕事から帰るとどっと疲れを感じるが、父親に対してイライラ
　　　することが多い。

富里：仕事で無理をして肝気を張ることで、肝鬱気滞が強まって怒りやすくなっていると考えればいいですか？

新風：さすが、掴んできましたね。その通りです。では、次にいってみましょう。

　　〈増悪因子〉
　　・寒冷の気候＞曇天＞雨天

富里：雨天よりも曇天で増悪するということは、湿邪の関与が薄いということですか？

新風：そうですね、雨天時と曇天時の違いは、雨天時にはより湿度が高くなるということです。なので、**曇天時より雨天時の方が増悪すれば、湿邪の関与が比重として大きくなる**ことを意味しています。逆に雨天時に緩解する場合は、湿邪の関与も多少はあるかもしれませんが、気滞も関与していることを示唆していますね。

富里：**気滞では、曇天時の方がきつく、雨天時には緩解する**のですね。寒冷の気候で一番増悪するというのは、冷えによる増悪と考えればいいですね。

新風：そういうことです。

8 より確かな弁証を目指すために「不変因子」を確認すべき理由

新風：では、次のポイントにいきましょう。

　　〈不変因子〉
　　　・入浴でいずれも緩解する感じはない。

富里：不変因子というと、症状が変わらない要素ということですよね？これにはどういう意味があるのでしょうか？

新風：この後、弁病の部分で詳しくお伝えしますが、この場合は一応「痺病」と弁病し、寒冷による増悪から風寒湿、もしくは患部の発赤腫脹から風熱湿の関与を考慮して、入浴による症状の変化を確認しましたが、変化がありません。気滞の面からみても、ある程度緩解してもよさそうです。しかし、変化がないということは、どういう意味があると思いますか？

富里：入浴で身体が温まることで風寒湿の場合は緩解しますし、風熱湿の場合は増悪するはずですが、そうなっていない。気滞の場合も入浴で気が巡って緩解するはずですが、そうなっていない。つまり、風寒湿・風熱湿や気滞だけでなく、気滞血瘀による瘀血も絡んでいて、そのウェイトも高いということでしょうか？

新風：そういうことです。患部が紫色というわけではありませんが、瘀血が関与している可能性が高いと言えます。このように病因病理から、増悪もしくは緩解するであろうと予想される因子が加わった場合の変化を確認することは重要です。

富里：**仮説を確かめるためにも、不変因子を明確にすることで、より確かな弁証に繋がる**のですね。病理のウェイトを確認することで、治法における主従も明確にできそうです。

新風：瘀血がメインだとすれば、活血に比重を置きながら治療すればいいとわかりますしね。それによって、より効果的な治療ができるわけです。

9 この所見はどの弁証に活かす？ 多角的に見て判断材料を適切に取り扱う技術

新風：では、次にいってみましょう。

- 項〜肩〜背部凝り・痛み
- 花粉症

富里：これは、何を意味しているのでしょうか？　気滞がある、ということですか？

新風：それよりも、空間的に見て気や血が上に偏っている、ということを意味しています。首や肩、花粉症は上に出る症状ですよね。

富里：なるほど、ここで空間が出てくるのですね。体表観察所見だけでなく、問診情報からも空間的な気の偏りについて、予測を立てることができるわけですか。

新風：そういうことです。病因病理を含めた上で空間的な選穴を行うことで、より効果的な治療に繋げることができます。判断材料として、拾

っておくといいでしょう。それでは、次にいきます。

・冷え症・寒がり

富里：空間的に気が上に偏っているなら、足も冷えそうですね。

新風：確かに足の冷えだけなら、上に気が偏ることによる相対的な下寒と言えます。ただ、この症例では、全身的に寒がりなのです。これは、痺病であるために、風寒湿や風熱湿による外感表証の可能性があります。さらに、それ以前に外感表証が慢性化する背景に正気虚としての衛気虚や肝鬱気滞による衛気不利があるなど、衛気の温煦機能が十分働けていない可能性もあります。

富里：ええっと…時系列で並べ直すと、まず正気虚や肝鬱気滞がありましたよね。正気虚によって、衛気の働きも弱まって「衛気虚」になる。さらに、肝鬱気滞で気がうまく巡らなくなることで、衛気が正常に働けなくなる「衛気不利」に繋がる。そして、衛気による温煦機能も失調することで、全身が寒がりになる、という流れがまずありますよね？

新風：そうです、そこまでは正しいです。

富里：さらに、衛気が正常に働けない状況が長く続くことで、慢性的に外感病に侵されやすくなって、風寒湿や風熱湿が悪化し、痺病である関節リウマチを発症した…？

新風：その通りです。これまでの問診内容と組み合わせると、そういう流れで発症に至ったと予想を立てることができます。

富里：冷え症や寒がりという情報だけでも、足元だけなのか、全身だけ

なのかで大きく意味が変わってくるのですね。そして、それが病因病理に大きく影響してくる可能性もある、となると慎重な分析が必要になりますね。

新風：初めのうちから完璧にできるものではありませんが、**臓腑経絡や気血津液の基本が頭に入ってくれば、何を確認すべきか自然と見えてきます**。その中で、実際の臨床経験を積んでさらに分析能力に磨きをかけていければいいですね。

10　虚実の判断の精度を高め、より安全かつ効果的な治療を実現するための7つのアプローチ

新風：次のポイントはここです。

- 疲労感：仕事後、ゴルフのコースを回った後はかなり肉体疲労を感じる。十分睡眠がとれたり、休日ゆっくりすることで疲れはとれる。長時間入浴すると疲労感あり。

富里：これは、正気虚と邪気実の比重の話ですね。運動後にスッキリせずに、疲労を感じるとなると、全体的に虚の側面が強くなってきていると考えていいですよね？

新風：そうですね。運動後にスッキリするなら実傾向ですが、この場合は、虚の側面が出てきていると言えます。逆に言えば、「必要以上に肝気が緊張しなくなったのではないか？」と言える面もありますね。**睡眠で回復することから、正気の弱りの存在がある**ことも示唆しています。

富里：**実なら休んでも緩解しない、虚なら休むと緩解する**、と学校で学

びました。**肝気の緊張が和らぐことで、疲れを感じられるようになる側面もある**のですね。

新風：そういうことです。それでは、次はこちらです。

- 左右上下偏らず歯の不調が起きやすい、虫歯・歯肉が痩せている
- 昔から爪が割れやすい
- 抜け毛が多い・髪がパサつく

富里：歯は骨の余りなので、腎の異常ですね。爪の異常は肝の病症だと習いましたが、爪が割れやすいのは肝血の不足と考えていいですか？髪も血の余りなので、血虚の所見かなと思うのですが。

新風：いいですね。これらの所見は、腎、血の異常を示唆しています。発展的な内容をお伝えしておくと、下焦に瘀血があった場合、上部にある爪や髪において、相対的に血虚らしき病症がみられることも臨床上よくあります。

富里：血虚の所見があったとしても、その根本を辿ると瘀血が原因になっている可能性もあるということですね。

新風：そういうことです。その場合、**上焦に血虚所見があったとしても、下焦の瘀血に対して活血の処置を加えることもある**ということです。また、**歯は骨余なので、最終的には腎に関わりますが、虫歯や歯周病は陽明の熱が関わることが多い**ことも考慮しておきましょう。

富里：上の歯は足陽明胃経、下の歯は手陽明大腸経が関わっていることは学校でも学びましたが、歯＝腎だと盲目的に考えていました（汗）

でも、面白いですね！　とても勉強になります。

新風：最終的には腎ですが、そこに至る経過まで踏まえておきましょう。学ばないといけないことが多い、と億劫に感じるよりも、富里くんのように**発見を楽しみながら学びを進めていけると、上達も早くなります**。ドンドン鍼を好きになってもらえたらいいですね。

食べる時間帯で身体への影響が変わる？ 飲食が身体に及ぼす重大な影響力

新風：それでは、次にいきましょう。

【飲食・二便等の情報】
- 食事の時刻は規則的だが、夕食が20時になる。お腹いっぱいまでは食べないが、肉類を摂取することが多い。接待等で外食することが多い。
- 間食：チョコレートや果物をよく食べていたが、漢方クリニックで指導を受け、減らしている。

富里：肉食となると、熱に偏りますよね？　チョコレートもどちらかというと、熱のイメージがありますが。

新風：外食、肉類の摂取、夕食が遅いことなどから、食事で湿熱や内熱を籠らせる可能性があります。おっしゃる通り、チョコレートも熱に偏りますし、さらに言えば肝気を亢ぶらせます。

富里：**食べる時間帯によっても、湿熱や内熱に影響がある**のですね。では、次のポイントについて教えてください。

新風：次はこちらです。

- 口渇あり。季節を問わず温飲を好む。
- カフェイン類：コーヒー 500ml ＋ 紅茶 200ml 〜 300ml ／日 漢方クリニックでの指導によりこれでも減っているほうである。

富里：口渇は、熱傾向だと分かりますね。ただ、熱の場合は冷たい飲み物を好みそうですが、そのあたりはどう考えればいいですか？

新風：口渇から、少なくとも上焦では熱傾向にあることが分かります。ただ、気虚や脾胃に内湿があった場合、温飲を好む場合もあります。また、口渇の自覚があっても、温飲のほうが身体に良い、と意識して温飲するケースもよくあることにも注意が必要です。この患者さんにも確認しましたが、不明瞭でした。

富里：確かに、冷たいものを飲むより、温かいものを飲む方が健康的だと考えている人は多いように思います。身体を冷やすのはよくない、と一般的には言われていますしね。カフェインについては、どうでしょうか？

新風：カフェイン類は肝気を刺激するので、この患者さんの場合は控えたほうがいいですね。

富里：飲食は特に養生指導にも繋がってきますね。では、次のポイントをお願いします。

新風：これが最後になりますが、サクッと終えて体表観察に入っていきましょう。最後はこちらです。

・大便・小便　特記事項なし。もともとは便秘

富里：二便は脾や腎の状態をみると考えればいいですか？

新風：そうですね。この情報から、脾や腎に大きな問題はないと言えますね。もともと便秘だったのが現時点で良くなっているのは、腸癰湯で調った面があるようです。

12 体表観察情報から問診情報の裏付けを取り、確かな弁証に結びつける

新風：それでは、次に体表観察情報です。全ての診察情報を載せると冗長なので、関連のありそうなものだけに絞ってみてみましょう。

【体表観察】
〔望診〕
- 顔面診：赤白（眼瞼黒い）青沢やや乏しい、人中浅い、口唇淡紫
- 顔面気色診：心（赤黒）、肝（青黒）
- 舌診：暗紅色でやや色褪せ　やや胖大・歯痕あり、白苔・乾湿は適度
　　　　舌先〜辺が無苔で紅刺が顕著に散在
　　　　舌下静脈の怒脹が顕著
- 爪甲診ほか：爪甲淡紫色、按ずるとやや血色の戻りが遅い
　　　　　　　手掌は熱感・足底は冷え

〔腹診〕
- 腹壁全体の腠理は開き、肌肉が虚軟。
- 小腹が全体に脹満した感じ。
- 左少腹に強い急結を認める。

- 心・胃土の邪が沈んでおり、両脾募・右肝相火・右腎相火に少し緊張を中心とした邪を認める。

〔背候診〕
- 虚：左肝兪、左脾兪・胃兪（穴が広がり二穴がつながる）、左志室、左膀胱兪・胞肓
- 実：右膈兪、右胃兪1行
- 虚中の実：肺兪、左心兪・左神堂、左肝兪1行、左三焦兪1行・左腎兪1行
- その他：両心兪が沈

〔原穴診〕
- 虚：左神門、右合谷、右京骨、左外関、右公孫、右足三里、右血海（特に神門、外関、公孫が顕著）
- 実：左太衝、左衝陽、左血海、左三陰交
- 虚中の実：右丘墟、右後渓、右豊隆、右太衝

〔脈診〕
- 1息4至
- 全体に浮濡滑
- 左の脈力が乏しい
- 両尺が弱脈
- 左寸・関に枯弦脈

〔空間診〕
- 百会：左後（絡却）熱感　臍：左下　懸枢：左下
- 尺膚：未確認

新風：それでは、望診の情報から確認していきましょうか。

〔望診〕
- 顔面診：赤白（眼瞼黒い）膏沢やや乏しい、人中浅い、口唇淡紫
- 顔面気色診：心（赤黒）、肝（青黒）
- 舌診：暗紅色でやや色褪せ　やや胖大・歯痕あり、
　　　　白苔・乾湿は適度
　　　　舌先〜辺が無苔で紅刺が顕著に散在
　　　　舌下静脈の怒脹が顕著
- 爪甲診ほか：爪甲淡紫色、按ずるとやや血色の戻りが遅い
　　　　　　　手掌は熱感・足底は冷え

富里：顔面気色で心や肝に出ていること、舌診でも舌先が心・肺で、舌辺が肝・胆を表すので、心と肝に問題があると言えそうですね。舌下静脈怒脹や爪甲の淡紫色は、瘀血を表していますね。

新風：大体いいと思います。さらに踏み込むと、人中の浅さは、腎の異常を表します。舌診で舌がやや色褪せ、爪甲診で血色の戻りが遅いことから、血虚も疑います。ただ、舌診で胖大・歯痕というのは実の所見なので、全体でみると虚実は錯雑傾向にあるといえると思います。

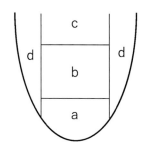

a（舌尖部）：心・肺
b（舌中部）：脾・胃
c（舌根部）：腎
d（舌辺部）：肝・胆

富里：ここまで色々と教えていただきましたが、まだまだ全てのヒントを拾うとなると難しいですね（汗）

新風：一つの診察法で全てが分からなくてもいいのです。多面的に見て、他の診察法で拾うことができれば、それで構いません。少しずつ慣れていきましょう。それでは、次に腹診にいきましょう。

〔腹診〕
- 腹壁全体の腠理は開き、肌肉が虚軟。
- 小腹が全体に脹満した感じ。
- 左少腹に強い急結を認める。
- 心・胃土の邪が沈んでおり、両脾募・右肝相火・右腎相火に少し緊張を中心とした邪を認める。

富里：全体の腠理が開いて肌肉が虚軟ということは、全体としては気虚傾向と言えそうですね。少腹部の強い急結は、瘀血を表すと考えればいいですか？

新風：そうですね。もうひとつ付け加えるとしたら、心に沈んだ邪があることから、慢性的に七情不和もありそうです。

13 心のツボに肝の反応が出る？素問からヒントを得て背候診の可能性を広げる鍵

新風：それでは、次に背候診にいきます。

〔背候診〕
- 虚：左肝兪、左脾兪・胃兪（穴が広がり二穴がつながる）、左志室、左膀胱兪・胞肓
- 実：右膈兪、右胃兪１行
- 虚中の実：左肺兪、左心兪・左神堂、左肝兪１行、左三焦兪１

行・左腎兪1行
・その他：両心兪が沈

富里：脾や腎はかなり虚が広がっていますね。さらに心兪が沈んでいますが、これは慢性化していると考えればいいですよね？

新風：その通りです。ただ、特段心の病症はありません。そこで、『素問』刺熱論にある「第5胸椎の下にある神道には肝の熱の反応が出る」という記載を考慮すると、同じ高さにある心兪や神堂の反応は慢性化した肝鬱を示唆している、と考えられます^(※19)。私の臨床経験からも、この見方は的を射ていることを確認しています。脾腎の弱りもあり、全体としては虚に傾き、上実下虚傾向です。

富里：古典の真意を読み解き、実際臨床現場で確認することで、診察・診断・治療の幅も広がっていくのですね。**1行線での反応は熱の反応を表す、**と背候診の部分でおっしゃっていましたが、左三焦兪1行・左腎兪1行の実反応は、下焦における内熱と見ればいいでしょうか？

新風：そうですね、下焦に一部邪や内熱があることを示唆していると思います。もしくは、腹診に出ていた瘀血の反応を示す可能性もありますね。盲目的に決め切らずに、他の所見とも合わせて確定することにしましょう。それでは、次に原穴診です。

〔原穴診〕
・虚：左神門、右合谷、右京骨、左外関、右公孫、右足三里、右血海（特に神門、外関、公孫が顕著）
・実：左太衝、左衝陽、左血海、左三陰交

※19：『素問』刺熱論：「熱病気穴．三椎下間．主胸中熱．四椎下間．主鬲中熱．五椎下間．主肝熱．六椎下間．主脾熱．七椎下間．主腎熱．」

- 虚中の実：右丘墟、右後溪、右豊隆、右太衝

富里：多くのツボに反応が出ていますね。太衝の実は肝鬱気滞、血海・三陰交の実は瘀血かなと思うのですが、他はどのように解釈すればいいでしょうか？

新風：大きくは脾肺を中心とした気虚傾向、血を中心に実傾向とみなせますね。

富里：合谷が肺の気の状態を表していて、公孫や足三里の虚が脾の虚を表しているというようなイメージですね。

14 脈診で空間的に病態を把握し、シャープな弁証を導く診察力

新風：最後に脈診です。

〔脈診〕
- 1息4至
- 全体に浮濡滑
- 左の脈力が乏しい
- 両尺が弱脈
- 左寸・関に枯弦脈

富里：脈力の乏しさや両尺の弱脈は、気虚を表すのでしょうか？

新風：そう考えていいですが、**寸口が上焦、関上が中焦、尺中が下焦の反応を表す**と考えると、特に下焦の気虚と判断できます。そして、**脈が**

浮いていることから表証の傾向にあります。また脈状が濡や滑であることから、風湿の関与も考えられますね。

富里：脈浮が表証の所見であることは、学校でも学びました。左寸・関の枯弦脈はどのように考えればいいですか？

新風：この場合の枯弦脈は空間的な気の偏在を表すと考えられます。また後ほど、空間診も合わせて空間弁証の部分で詳しくお伝えしましょう。

富里：ここで空間が関わってくるのですね！　では、ここまでの問診情報や体表観察所見を合わせて、弁証に移っていくのですよね？

新風：はい、ここからは病因病理チャートと弁証までみてみましょう。

15 弁証の所在を明確にし、行うべき弁証法を確定するファーストステップ

〔病因病理チャート〕

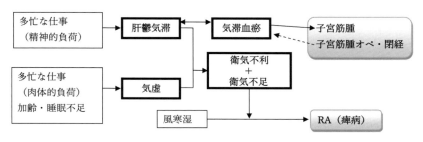

〔弁病〕
痺病

〔弁証の所在〕
七情不和、肉体的負荷、起居無度（就寝遅い）を主たる病因とした裏証（内傷雑病）に風寒湿の外邪を感受した表裏同病であり、虚実夾雑である。以上から、八綱、臓腑経絡、気血津液、病邪、空間、正邪の各種弁証を行う。

〔弁証〕
《八綱弁証》
- 表寒虚：脈・浮濡滑、左外関虚、左肺兪虚中の実
- 裏：七情不和・肉体的負荷、起居無度が主たる病因である。
- 寒：冷え症・寒がり、温飲を好む。
- 熱：口渇あり、虫に刺されやすい
- 虚：気虚（気血津液弁証にて証明）
- 実：肝鬱気滞（臓腑経絡弁証にて証明）、気滞血瘀（気血津液弁証にて証明）、風寒湿（病邪弁証にて証明）

《臓腑経絡弁証》
肝鬱気滞：
- 仕事で常に無理をしている（緊張感のある仕事）
- イライラしやすい
- 小腹部の脹満感（他覚的）
- 顔面気色診：心肝が顕著
- 舌診：舌尖～舌辺の紅刺が顕著
- 経穴：左太衝実、左心兪・神堂虚中の実、左右心兪が沈んでいる

《気血津液弁証》
気虚：
- 肉体的負荷（仕事・ゴルフ）によって明らかに疲労感あり。休息により緩解する。

- 長時間入浴すると疲労するようになってきている。
- 腹部を中心とした肌肉の虚軟・腠理の開き
- 経穴：右合谷虚、右足三里虚、公孫の沈・右の虚、脾兪胃兪のつながった虚、志室・膀胱兪・胞肓の虚

気滞血瘀：
- 気滞については、臓腑経絡弁証・肝鬱気滞にて証明済み。
- 経血量過多、激しい月経痛、経血に血塊が混じる。
- 望診：口唇淡紫、眼瞼黒色、爪甲淡紫、舌下静脈の怒脹
- 腹診：左少腹急結
- 経穴：左血海、左三陰交、右膈兪の実

《病邪弁証》
風寒湿（熱）：
- 多面的にみて、弁病として痺病であることは明らか（外邪が関与）
- 脈浮濡滑
- 寒冷・湿度の上昇により関節痛が増悪
- 手首の熱感、左右第2・3MP関節の発赤・腫脹

《空間弁証》
- 百会：左後（絡却）熱感　臍：左下　懸枢：左下
- 脈診：左寸・関に枯弦脈
- 腹診：邪が全体には右に偏っている
- 舌診：舌辺から舌尖に紅刺が偏っている
- 背候診：左に虚〜虚中の実の反応が偏っている
- 原穴診：左下に実の反応が偏っている
- ∴明確な気の偏在の傾向性はみられない

《正邪弁証》

- 入浴負荷、運動負荷による疲労がみられる。
- 経穴全般をみて、虚≧実の反応。
- 左脈力が乏しく、左右尺脈が弱。
- 舌診では顕著な正気虚はみられない。

∴正気虚≧邪気実

- 起床時に痛みが強く、動いているうちに緩解する面がある。
- 発症の起点において、明確に外感を受けた経緯がみられない。
- 体重負荷がかかる足底は痛みが強いが、いずれも夜間痛を感じるほどではない。

∴肝鬱気滞≧風寒湿＞瘀血

富里：これまでの情報を統合して病因病理チャートを作ると、このようになるのですね。パッと見ただけでよく整理されていて、分かりやすいですが、自分で作ろうと思うとなかなか難しそうです。

新風：まずは一つ一つの弁証を、きちんと行えるようになる必要がありますね。そのためにもまず、弁証の所在について、解説しておきましょう。

> 〔弁証の所在〕
> 七情不和、肉体的負荷、起居無度（就寝遅い）を主たる病因とした裏証（内傷雑病）に風寒湿の外邪を感受した表裏同病であり、虚実夾雑である。以上から、八綱、臓腑経絡、気血津液、病邪、空間、正邪の各種弁証を行う。

富里：弁証の所在は、どの弁証を行うのかの宣言のようなものでしょうか？

新風：そうですね、**弁証を行う以前に、病因や病態によって、どの弁証を用いるかを明らかにしておく必要があります。それを、弁証の所在で定義する**わけです。この症例では裏証と表証が錯雑し、かつ虚実も夾雑しています。少し複雑に感じるかもしれませんが、ここで行う弁証は、八綱、臓腑経絡、気血津液、病邪、空間、正邪の各種弁証なので、それを明確に宣言しておきます。

富里：弁証を行うと言っても、なんの弁証を行うのか、なぜその弁証を行うのかが明確でなければ、的外れなものになってしまいますよね。そのために、弁証の所在で明確にしておくわけですね。今回の場合、表証も混ざっていますが、六経弁証や衛気営血弁証、三焦弁証は不要なのでしょうか？

新風：この場合は急激に病態変化するような急性熱病ではなく、慢性雑病に表証が加わったレベルなので、臨床的には八綱弁証レベルで十分ですね。

富里：表証が加わっていたとしても、あくまで慢性雑病の比重が高いので、表証自体を取り上げて弁証を行う必要性が低いということですね。よく分かりました。

16 八綱弁証で表裏寒熱を見誤らないために、必ず押さえておくべきポイント

富里：それでは、八綱弁証から順に教えていただけますか？

新風：八綱弁証はこのようになります。

《八綱弁証》
- 表寒虚：脈・浮濡滑、左外関虚、左肺兪虚中の実
- 裏：七情不和、肉体的負荷、起居無度が主たる病因である。
- 寒：冷え症・寒がり、温飲を好む。
- 熱：口渇あり、虫に刺されやすい
- 虚：気虚（気血津液弁証にて証明）
- 実：肝鬱気滞（臓腑経絡弁証にて証明）、気滞血瘀（気血津液弁証にて証明）、風寒湿（病邪弁証にて証明）

富里：これはつまり、表裏も寒熱も虚実も全てある、ということですよね？

新風：そういうことになります。表証に関して言えば、外感の側面はあっても急性熱病でなければ、病症として表証の所見は現れにくいので、体表観察で表証を判断する場合があります。ちなみに、この症例における起居無度というのは、就寝が遅いことを意味しています。

富里：**発熱はなくても、表証の場合もある**ということですね。体表観察で判断するとのことですが、脈浮以外にも、外関や肺兪の反応が証明因子になっていますね。

新風：外関は表を主る陽維脈の反応を示す八脈交会穴で、臨床的にみても表証がある場合に反応がみられます。また、風門や肺兪付近も表証があれば反応が出やすいです。

富里：尺膚診で外関は上の後ろで、風門や肺兪と空間的に見ても一致していますね。片方に反応があれば、両方に反応が出ていそうなのは想像できます。寒熱については、いかがでしょうか？

新風：ここでは、衛気の問題で相対的に体表面が冷えやすく、裏熱もあるといえます。温飲を好むのは気虚によるものと思われますが、虫に刺されやすいのは裏熱によるものでしょう。

富里：なるほどー、面白いです！

新風：虚と実については、臓腑経絡弁証や気血津液弁証などで証明していきます。

17 臓腑経絡弁証と気血津液弁証の深い関係性と使い分けに重要な観点

新風：それでは、臓腑経絡弁証にいってみましょうか。

《臓腑経絡弁証》
肝鬱気滞：
- 仕事で常に無理をしている（緊張感のある仕事）
- イライラしやすい
- 小腹部の脹満感（他覚的）
- 顔面気色診：心肝が顕著
- 舌診：舌尖〜舌辺の紅刺が顕著
- 経穴：左太衝実、左心兪・神堂虚中の実、左右心兪が沈んでいる

富里：背候診のところでも心兪や神堂の反応が肝鬱気滞を表すことがある、というお話がありましたね。

新風：**七情不和は臓として心にまず影響を与えますが、結果として肝気**

が亢進し、肝気を張らせることで、肝鬱となることが多いです。そのため、肝鬱気滞の反応が心兪や神堂に現れることがあります。ベースに心血不足があると心神は不寧となりすぐに病症が現れますが、肝気が代替できる場合には、ほっとした時に症状が出やすいものです。

富里：ほっとした時に症状が出る、ということがあるのですね。よく分かりました。それでは次に気血津液弁証をお願いします。

新風：気血津液弁証はこのようになります。

《気血津液弁証》
気虚：
- 肉体的負荷（仕事・ゴルフ）によって明らかに疲労感あり。休息により緩解する。
- 長時間入浴すると疲労するようになってきている。
- 腹部を中心とした肌肉の虚軟・腠理の開き
- 経穴：右合谷虚、右足三里虚、公孫の沈・右の虚、脾兪胃兪のつながった虚、志室・膀胱兪・胞肓の虚

気滞血瘀：
- 気滞については、臓腑経絡弁証・肝鬱気滞にて証明済み。
- 経血量過多、激しい月経痛、経血に血塊が混じる。
- 望診：口唇淡紫、眼瞼黒色、爪甲淡紫、舌下静脈の怒脹
- 腹診：左少腹急結
- 経穴：左血海、左三陰交、右膈兪の実

富里：まずは気虚についてですが、合谷は気を主る肺と表裏関係にある大腸の原穴なので、気の虚実を表しやすいとおっしゃっていましたね。ただ、足三里、公孫、脾兪、胃兪は脾胃の虚でも反応が出そうですし、

志室・膀胱兪・胞肓の虚は腎虚でも当然反応が出ると思います。これらが気虚の証明因子になっていますが、ここはどう考えればいいのでしょうか？

新風：鋭いですね～。確かに、これらは臓腑として脾胃・腎の虚がある場合にも当然このような反応を示します。ただ、問診情報からは、脾胃・腎の病症は歯肉の痩せ以外は見られません。つまり、脾胃と腎はそれぞれ後天・先天の元気に関わっている面から気虚の証明としています。

富里：**問診情報は何かを証明することにしか使わないと思っていましたが、証明できないという観点でも意味がある**のですね。脾胃と腎が後天・先天の元気に関わっているという点も納得です。

新風：実際の臨床ではこういった例は多いです。**臓腑経絡に所属する経穴を、気血津液学説の側面からも位置付けることは重要**ですね。

富里：ついつい臓腑経絡ばかりに目を向けてしまいがちですが、気血津液の観点でも見られるとより多角的に病理を考えられそうです。気滞血瘀については、いかがでしょうか？

新風：やはり血に関わるツボに反応は出やすいですね。証明因子にもなっていますが、血海、三陰交、膈兪などは血の病症が考えられる場合には、必ず確認しておきましょう。

富里：血海、三陰交は原穴でもないですし、膈兪は臓腑とは直接的な関わりはないツボだと思いますが、血の観点からは重要だということですね。

18 空間的な気の偏在を多面的に見極め、治療の精度を劇的に高める方法

新風：次に病邪弁証です。このようになります。

　《病邪弁証》
　風寒湿（熱）：
　・多面的にみて、弁病として痺病であることは明らか（外邪が関与）
　・脈浮濡滑
　・寒冷・湿度の上昇により関節痛が増悪
　・手首の熱感、左右第2・3MP関節の発赤・腫脹

富里：風寒湿と熱が両立することがあるのですね。

新風：あくまでメインは風寒湿邪ですが、手首の熱感や指の関節における発赤・腫脹は、風寒湿邪の停滞から一部熱化していることを示しています。

富里：弁病の時点で、痺病とするとやはり外邪の関与はありますよね。**痺病は手足の筋肉や関節の痛みや痺れを特徴とする病症で、風邪・寒邪・湿邪・熱邪が原因となって、風邪で行痺、寒邪で痛痺、湿邪で着痺、熱邪で熱痺を発症する、**と学校でも教わりました。

新風：関節リウマチは、痺病として扱われることが多いですね。ここでは、弁病が痺病であることも証明因子の一つとなっています。

富里：弁病自体も、弁証の証明因子になることがあるのですね。よく分かりました。

新風：では、次に空間弁証についてみてみましょう。

　《空間弁証》
　・百会：左後（絡却）熱感　　臍：左下　　懸枢：左下
　・脈診：左寸・関に枯弦脈
　・腹診：邪が全体には右に偏っている
　・舌診：舌辺から舌尖に紅刺が偏っている
　・背候診：左に虚～虚中の実の反応が偏っている
　・原穴診：左下に実の反応が偏っている
　∴明確な気の偏在の傾向性はみられない

富里：百会、臍、懸枢の反応からは、左下への気の偏在が見られるように思いますが、結論としては、明確な気の偏在の傾向性は見られないのですね。

新風：**空間診で最も重視するのは百会、臍、懸枢の反応なのですが、あくまで総合的に見て判断する**必要があります。

富里：例えば、脈診でも左尺中に枯弦脈が出ていたり、腹診でも左下に邪が出ていたり、舌診では左の舌辺や舌根部に異常が出ていたりすると、左下への気の偏在がより確からしくなってくるということですね。

新風：そういうことです。このケースではバラバラで、明確な気の偏在は見られません。そのため、空間的な所見は捨象することになります。

富里：あくまで明確な偏在が見られた時にだけ、選穴や治療に活かしていくということですね。

19 ウェイトの大きい病理から順番に治療して、致命的な失敗を犯してしまう根本的な原因

新風：それでは最後に正邪弁証を見てみましょう。

 《正邪弁証》
 ・入浴負荷、運動負荷による疲労がみられる。
 ・経穴全般にみて、虚≧実の反応。
 ・左脈力が乏しく、左右尺脈が弱。
 ・舌診では顕著な正気虚はみられない。
 ∴正気虚≧邪気実

 ・起床時に痛みが強く、動いているうちに緩解する面がある。
 ・発症の起点において、明確に外感を受けた経緯がみられない
 ・体重負荷がかかる足底は痛みが強いが、いずれも夜間痛を感じるほどではない。
 ∴肝鬱気滞≧風寒湿＞瘀血

富里：これを見ると、まず正気虚と邪気実の比重について結論を出した後に、実の病理の比重を考えるのですね。

新風：たまたま今回は虚の病理が気虚だけなので、虚の病理に関する比重は見ていませんが、虚にも複数の病理が絡んでいる場合は、さらに虚の中での比重を見ていきます。

富里：現状では、正気虚がウェイトとして大きいのは分かります。ただ、病歴で言うと、元々は肝鬱気滞からの気滞血瘀がありましたよね？

新風：そうですね。元々は邪気実がメインですが、現状は虚に傾いてき

ています。**元々が邪気実だからといって単純に瀉法をかければいいという話ではなく、その都度状況に合わせて補瀉を考える必要があります。**

富里：実の方を見てみると、動いているうちに緩解するのは気滞がメインであることを示していますよね。外感を受けた経緯が見られないということは風寒湿も従属的、夜間痛を感じないとなると瘀血もそれほど比重は大きくないので、「肝鬱気滞≧風寒湿＞瘀血」という結論に至るわけですね。

新風：その通りです。ただし、気滞と瘀血は病理的に連動しており、瘀血の存在が気滞を助長している面があることも踏まえる必要もありますね。

富里：なるほど。気滞が血瘀を助長するというのは頭にありましたが、瘀血も気滞を助長するのですね。だから、病因病理チャートで肝鬱気滞と気滞血瘀が相互に矢印が向いているわけですか。

新風：そういうことです。治療経過を踏まえて、瘀血にアプローチしないと気滞を動かしにくい場合は、積極的に活血をすることも検討が必要になってきます。

富里：**ウェイトが大きい順に、とにかく頭から叩いていけばいいわけではないのですね。病因病理を踏まえて、なぜそうなっているのか、どこが影響し合っているのかを把握した上で、どこにアプローチするのかを決める必要がある**のですね。

新風：かなり理解が深まってきましたね。

20 たった二穴で慢性関節リウマチが劇的に改善し、翌日には痛みが０になる？　名医が行う鍼灸治療の秘密

新風：それでは、証、治則・治法、処置、効果判定まで一気にみてみましょう。

〔証〕
気虚＞気滞（瘀血）、風寒湿

〔治則・治法〕
補気≧解表疏肝、理気

〔処置①〕
右梁門：補法 置鍼20分

〔処置①の効果判定〕
- 改善点：浮脈の改善、左外関虚、右公孫虚、左三陰交実、左血海実・右血海虚、左肝兪虚、左志室虚、右豊隆虚中の実、左胞肓
- 不変or改善乏しい：右合谷虚、左衝陽実、右京骨虚、右足三里虚、左右心兪、右膈兪実、右脾兪・胃兪虚、左膀胱兪虚

〔処置②〕
左神門：ステンレス製古代鍼 補法

〔処置②の効果判定〕
- 改善点：両尺弱脈の改善、舌診における歯痕の改善、舌下静脈の怒脹軽減、右太衝虚中の実、左衝陽実、右丘墟虚中の実、右足三里虚

富里：正邪弁証でみたように、正気虚の比重が大きく、邪気実のウェイ

トは「肝鬱気滞≧風寒湿＞瘀血」でしたね。証の部分で、「気滞（瘀血）」とあるのは、瘀血が気滞によって起こっていて、気滞を治療することで同時にアプローチできるからでしょうか？

新風：そう考えていただいていいです。そのため、現時点においては「気虚＞気滞（瘀血）、風寒湿」というウェイトも考慮した証になっています。

富里：そして、その証に対する治則治法は補気に重点を置きつつ、解表疏肝と理気を行う表裏同治になるということですね。そこで処置が右梁門への補法になっていますが、なぜなのでしょうか？

新風：足陽明胃経上にあり中脘の隣にある経穴であることから、後天の元気を補える面があります。さらに、日本古流派の吉田流では肺下脘というツボにあたるため、補気しつつ肺気・肺衛も動かし、結果的に解表にも働かせやすいと理解しています。

富里：梁門を使って治療するというのは初めて聞きましたが、そのような効果があるのですね。梁門への補法の効果判定をみてみると、三陰交、血海、膈兪などが改善しているということは、瘀血の改善がみられるということですね。逆に言えば、合谷、足三里や脾兪、胃兪、膀胱兪などの虚が改善していないということは、気虚はまだ残っているということでしょうか？

新風：そういう解釈でいいと思います。さらに言えば、補気を主として考えての治療によって瘀血が改善しているということは、瘀血の生成機序として気虚血瘀の面もある程度存在するのではないかと考えられます。

富里：気滞だけでなく気虚によっても、気の推動作用が失調することで瘀血が生成されるわけですね。ここで二穴目に神門を選んでいますが、神門に対して補法を行うのはどういう意味があるのでしょうか？

新風：ここでは、心血を補い、相対的に肝鬱に対して疏肝理気に効かせる目的で神門に補法をしています。虚がベースにあるところを考えると、直接的に肝鬱に対して瀉法をかけると、虚を傷つけてしまう可能性があります。そうなると悪化してしまうので、心血を補うことで気血のバランスを平衡させ気鬱が和らぐようにしています。さらにもう一つ言えば、最終的に「痛み」を感じるのは心神です。そういう意味でも神門を選穴しています。

富里：なかなか難しいですが、そのようなアプローチ方法もあるのですね。心血を補って、心神を安定させることで、痛みを感じにくい状態に導いているということですね。神門に対する補法の効果判定では、気虚や瘀血だけでなく、肝鬱にも効いているみたいですね。

新風：そうですね、意図していた通りの結果が得られたと思います。

富里：患者さん自身は治療後の変化を実感されたのでしょうか？

新風：2診目は初診の翌日だったのですが、効果を伺ったところ、**足底の痛みはほぼ0で、よちよち歩きではなく、普通に歩いていました**。両手首の痛み・熱感もやや改善し、初診の夜はぐっすり眠れ、かなり疲れが取れたそうです。痛みが楽で嬉しいとおっしゃっていました。

富里：たった1回の治療で、そこまでの効果を上げられるのはすごいですね。それ以降の経過はどうだったのでしょうか？

新風：2診目以降は、邪気実である気滞血瘀を中心に処置し、正気虚が現れた場合には補気、表証である風寒湿が明確になった場合には解表の処置をしつつ、継続的に施術しました。3診目の時には、調子が良かったため、ロキソニン服用をやめたそうです。そのため、一時的に手首と膝の痛みは増悪しましたが、それでも普通に歩行できている様子でした。11月28日時点での**CRPは1.7でしたが、4診目前の検査では0.6になっていました。**ロキソニンの服用なしで、歩行も普通にできる状態になり、さらに痛みも全体的に改善しました。

富里：CRPは炎症の度合いを測るための検査項目ですよね。西洋医学的な数値にも目にみえる大きな変化が現れるとは驚きです！　ちなみに、初診から4診目までで大体何日間くらいの期間なのでしょうか？

新風：初診が12月4日で、4診目が12月12日なので、1週間ほどですね。

富里：たった1週間ですか！　そんな短期間でそれだけ大きな結果を出せているのは、ものすごいですね。

新風：大好きなゴルフも問題なくプレイできるまでに回復したそうで、本当によかったです。それでは、この関節リウマチの症例はここまでにしておいて、最後にもう一症例みてみましょう。ざっと情報を提供するので、一度ご自身で考えてみてください。私の解答例と見比べていただくことで、どれくらい理解が深まっているか、逆にどの部分が抜け落ちているのか、が明確になると思います。

富里：おお！　新風先生からの挑戦状ですね（笑）　望むところです！

第8章

鍼灸の名医は何を診て、
どう治療するのか？

症例解説②
「腰痛」

1 名医からの挑戦状！ 腰痛の症例から病因病理や弁証、治療方法を導き出せ！

新風：それでは、腰痛の男性の症例、問診情報を中心に追加して整理してみますので、病因病理チャート作成、各種弁証、治則治法、配穴・補瀉、を一度考えてみてください。

富里：やってみます！

新風：3章や4章でお話しした内容も含んでいるので、ある程度分かる部分もあると思います。ぜひ、チャレンジしてみてください。解答例は後ほどお伝えしますね。

【基本情報】
年齢：55歳、身長：168cm、体重：55kg　既婚　和菓子屋経営・和菓子職人（3代目）
家族：実母（82歳）、妻（53歳）、長男（28歳）、長女（26歳、1年前に遠方に嫁ぎ、1歳男児がいる）

【現病歴・既往歴・生活歴】
- 幼少時：大阪の下町、和菓子屋の次男として出生。2歳上の兄が居り、喧嘩しながらも仲が良く、近所を走り回り活発に過ごしていた。父は職人気質からかあまり干渉はなかったが、母が食養生に厳しかったため、甘いものはあまり食べることなく、食事は和食中心でバランスが取れていた。
- 小学生：兄の影響もあり、少年野球チームに所属。練習には十分ついていけた。11歳まで夜尿があった。
- 中高生：野球部に所属し、内野手を務めることが多かった。瞬発力に自信はあったが、ランニングなどでスタミナ不足を感じることがあっ

た。筋トレはバランスよく行っていたが、腰下肢の筋肉がつきにくかったと自覚している。練習中、試合中に何度か足首・腰を傷めることがあったが、人よりも回復が遅いように感じていた。高校は進学校であったが、夜はすぐに眠くなり勉学に集中し難かったと記憶している。

- 大学生：十分受験勉強が出来ず、志望校への入学が叶わなかったが、第3志望の大学に入学し、食品栄養科で学んだ。兄はすでに理系の大学に入学しており、実家を継がないと決めていたため、父親の意向もあり、自身が家業を継ぐものという自覚はあった。家業に関わるものとして、専攻も決めていた。
- 22歳：大学卒業後、父親の友人が経営している和菓子屋に職人として3年間修業のために就職。修行終了後のビジョンは明確であったため、師匠・先輩の厳しい指導に耐えられたが、和菓子屋の厨房は、床がコンクリートで長靴を履いていても足元から冷えを常に感じていた。また、小豆の袋や餡子の入ったバットはかなり重い物であり、腰に負担をかけていたように感じていた。このような中、不用意に右から左へと物を移動させる際にぎっくり腰を起こすことが数回あった。
- 25歳：修行を終え、実家の店舗に入り、和菓子の製作と接客・経理を担当するようになった。厨房では修業時代と同様の条件だったといえるが、経理業務と半々であったためか、肉体的負担は修業時代ほどではなかった。しかし、接客に関して父親は厳しく、ストレスを感じることもしばしばあった。
- 28歳：大学時代から付き合っていた彼女と恋愛結婚。すぐに男児が生まれた。
- 30歳：女児が生まれた。2人の子どもは健康上問題なかったが、長女は中学時代から夜遊びすることが多く、心配することが多かった。
- 40歳：ストレス発散・運動不足解消の目的として、楽しんでできる運動習慣として、ゴルフを始めた。(打ちっぱなし1回／月　コース3回／月のペース)

- 48歳：元気だった父親が脳幹出血により急死。そのことに対する精神的ショックも大きかったが、店を急に仕切ることになり、経営的な問題は感じなかったが精神的・肉体的な負担が大きくなった。急に経営者となり、職人や店員への支払いや気配りに関することについて、かなりストレスを感じていた。

- 49歳2月：防寒はしっかりしていたが、当季一番の寒い日に仲間とコースに出た。ロングショットの際、腰仙部を中心として右の腸骨稜にかけてピキッとした痛みを感じた。NRSでは2程度だったので、気にせずにゴルフを続けた。ゴルフ終了後には、仲間とともに飲酒し帰途についた。深酒であったため、入浴せず、そのまま就寝。翌朝、起き上がる時に上記の部位に激痛が走り、背筋を伸ばすことも出来なかったために、整骨院を受診。毎日患部のマッサージ、鍼、温熱療法を受け、1週間ほどで完治した。鍼に関しては強い響きがあるとその時はスッとするが、帰宅後はむしろ数日腰がだるい。以後、同じ時期のコースでのゴルフの後は同様の症状が現れるようになった。また、整骨院での治療では完治までに徐々に時間がかかるようになった。

- 55歳1月：この3年、経営が思わしくなく、職人をはじめ人員削減をしていた。昨年夏から騒ぎも落ち着きお客も増えていたなか、店舗・厨房ともに人員不足のため、自身も久しぶりに厨房で和菓子作製に従事したりするなど、肉体的に負荷をかけ、かつまた、PC作業を深夜まで行わざるを得ない半年であった。

- 55歳2月：日曜日、いつものように早朝からゴルフに出かけたが、疲れが溜まっていると感じていた。例年腰を傷めるために気を配っていたが、やはりあるスイング時に腰仙部を中心として右の腸骨稜にかけて違和感を覚え、翌朝からは動けないほどの腰痛（NRS：9～10）のため、火曜日まで寝込むことになった。水曜日にはなんとか動けるようになったため、以前ゴルフ仲間から紹介を受けていた当院を受診することになった。

〔現症〕
腰部（腰仙部〜右腸骨稜）の激痛（脹痛・掣痛・固定痛）
・患部に触れると脹満感が伺える

《増悪因子》
・長時間の座位（じわじわ脹痛が強くなる）
・気が緩んだ時
・腰部の左回旋（激痛が走るために全く動かせない）
・側臥位（右下）

《緩解因子》
・入浴や、患部を温めるといくらか楽である。
・立ち上がった直後は背筋を伸ばせないほど痛むが、少し歩行すると背筋を伸ばせる程度にはなる。
・気を張り詰めていると痛みが気にならない（静止時）

〔特記すべきその他の問診情報〕
・飲食：妻が健康を考えてバランス良く食事を作ってくれているので、偏りはなく、お腹いっぱいまで食べる習慣はなく、間食も基本的にはしない。ただし、近年飲酒量が増えている。時折口渇を感じ、冷飲を欲するが、少量で満足する。
・発汗：特に問題は感じないが、時折盗汗がある。
・大便：毎日排便はあるが、臭気があり粘りがちであり、ときおり兎糞様のように硬い時がある。
・小便：4〜5行／日　透明淡黄色が基本だが、疲れると量が減少し濃黄色になる。また、近年夜間に1回尿意を催して目が覚める。その際の尿は量が多く透明無色であることが多い。
・睡眠：就寝：24〜25時（以前は23時）、起床：6時（ゴルフの時はだいたい4時）　寝つき：元々は良いが、忙しくなってから時々寝つき

が悪い。　寝起き：すっと目が覚めてすぐに行動できる。
- 少し聴力の減退を感じる。
- 肩が凝りやすい。特にPCモニターを観ていると感じやすい。
- どちらかといえば暑がり。しかし、入浴は好きで42℃の湯に20分ほど浸かるとすっきりして肩こりもとれる。疲労感なし。
- 特に忙しくなると、いらいらしやすい。

【体表観察】
- 望診：(全身) 神・栄　形・中肉中背
- 顔面診：がっちりした顔立ち、赤黒色、腠理粗、膏沢有り (鼻以下の膏沢は乏しい)。耳が黒っぽくすすけた感じ。左ほうれい線が少し深い。
- 顔面気色診：肝・青黒色、右胆・青白、腎・黒色で沈。
- 爪甲診：手・膏沢有り、淡紅。　足・膏沢無し、縦筋がはっきりある。左右第5趾の爪甲が乾燥。左右第1趾が反っている。
- 舌診：暗紅舌・老＞嫩、舌尖～舌辺無苔・紅刺あり、乾燥気味。舌中部薄白苔・舌根部黄膩苔。舌下静脈やや怒脹。
- 脈診：1息4.5至。沈滑数、中位・弱滑脈、右尺中枯脈あり
- 腹診：心・右肝相火に深い緊張あり。　右章門穴に冷感あり。左肝相火、表在から深在にかけて緊張、臍周囲から小腸、右腎相火にかけて緊張。やや臍下不仁。
- 背候診：
  実：左心兪 (沈)、左肝胆兪
  虚：左右腎兪 (沈)、左志室、左膀胱兪
  督脈：筋縮に熱感・圧痛、鳩杞圧痛、腰奇圧痛 (鈍痛)
- 原穴診：
  実：右合谷 (顕著)、右後渓、左太衝、右臨泣
  虚：左太渓、左照海
  虚中の実：右太衝　＊太衝の左右差大

- 井穴診：右足竅陰の緊張・圧痛、左右太敦の緊張と鈍麻
- 空間診：百会：右後　臍：右上　懸枢：右下
- 尺膚診：左天井の冷え・虚、右曲池熱感、左右手掌・手背熱感

新風：ここまでが、問診情報と体表観察所見になります。考えられましたか？

富里：3章と4章で出てきた内容も多かったので、なんとなく分かる部分もあったのですが…。やっぱりまだまだ難しく感じます。(汗)

新風：はじめは誰でも難しく感じるものです。全て分からなくても、はっきり分かるところで勝負すればいいという面もありますし、完璧主義ではしんどくなるだけなので、少しずつ分かる範囲を増やしていきましょう。それを積み重ねることで、全体像をうまく描けるようになっていきます。

富里：頑張ります！　それでは、さっそく解答をお願いできますか？

2　肉体的負荷と睡眠が腎に及ぼす影響と、腎虚の程度を見極める一つの視点

新風：こちらが解答例になります。

【解答例】
〔病因病理チャート〕

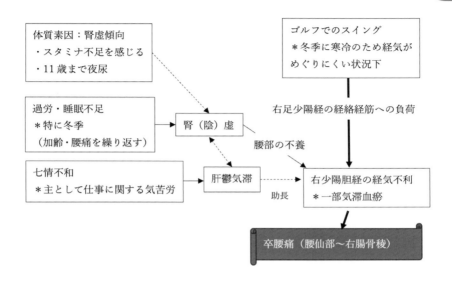

富里：このようにスッキリ整理できるのですね。とても分かりやすいです。

新風：11歳までの夜尿や、少年期の野球でスタミナ不足を感じていたことから、体質素因として腎虚があった可能性があります。ただ、その後生活に支障はなく、2人の子どもができていることから、腎虚があるとはいえ、ひどいものではないことが分かります。

富里：腎精は性細胞である天癸のもとになる、と学校で学びました。**腎虚がひどい場合には、子どもができにくくなります**よね。

新風：また、経営者としての気苦労は普段からそれなりにあった様子です。さらに、経営不振や人員不足による仕事量の増加で、より七情不和を増悪させました。その上、年齢を重ねているなか、特に冬季の肉体的負荷や睡眠不足は病理として腎虚を形成したと考えられます。

富里：やっぱり**睡眠は、腎を補う上でも重要**なのですね。腰は腎の府と言われますが、腎精の弱りによって腰下肢の栄養が不十分だった。さらに寒さで全身の経気の巡りにくい状況で、急激なスイングをしたことで、右少陽胆経の経気不利になった、という流れですね。

新風：そういう流れになります。

3 なぜ気を張ると、痛みを感じづらくなるのか？ 肝の働きにみる痛みの感じ方の違い

新風：ここから、弁病、弁証の所在、各種弁証までざっと見てみましょう。

〔弁病〕
卒腰痛（腰仙部から右腸骨稜）

〔弁証の所在〕
外感の形跡はなく、体質素因・生活習慣（起居無度）・七情不和を背景とし、運動負荷をきっかけとして発症した内傷雑病＋経絡経筋病であるため、八綱、臓腑経絡、気血津液、空間、正邪の各弁証を行う。

〔八綱弁証〕
- 裏：体質素因・生活習慣（起居無度）・七情不和を背景とし、運動負荷をきっかけとして発症した内傷雑病＋経絡経筋病
- 熱：どちらかといえば暑がり、少し口渇あり、小便濃黄色（疲労時）、暗紅舌乾燥気味、数脈
- 実：肝鬱気滞（臓腑経絡弁証にて証明）、右足少陽胆経の経気不利（臓腑経絡弁証にて証明）

- 虚：腎（陰）虚（臓腑経絡弁証にて証明）

〔臓腑経絡弁証〕
肝鬱気滞：
- いらいらし易い
- 時々寝つきが悪い
- 気を張っていると痛みが緩和し、ほっとするとはっきり感じる
- 入浴は好きで42℃の湯に20分ほど浸かるとすっきりして肩こりもとれる
- 顔面気色診：肝・青黒色
- 舌診：舌辺無苔・紅刺あり（老＞嫩）
- 腹診：右肝相火に深い緊張、左肝相火の緊張
- 背候診：左心兪（沈）・左肝胆兪の実　筋縮に熱感・圧痛
- 原穴診：右合谷（顕著）・右後渓・左太衝の実、右太衝虚中の実（太衝の左右差大）
- 井穴診：左右太敦の緊張と感覚の鈍麻
- その他：左右第1趾が反っている

右足少陽胆経の経気不利：
- スイングにより急激に腰部を左回旋し、右腰部に負荷をかけて発症
- 患部が腰仙部〜右腸骨稜にかけて
- 腰部の左回旋で増悪
- 右下の側臥位で増悪
- 腹診：右肝相火に深い緊張
- 背候診：鳩杞の圧痛
- 原穴診：右臨泣実
- 井穴診：右足竅陰の緊張・圧痛
- 尺膚診：右曲池熱感

腎陰虚：
- 元々、腰下肢の筋肉がつきにくい、腰下肢のケガが治りにくい、スタミナ不足傾向、11歳まで夜尿があるなど、腎虚傾向が伺える
- 疲労により尿量減少・濃黄色になる
- 時折、兎糞便になる
- 盗汗あり
- 聴力の減退
- 顔面診：鼻以下の膏沢が乏しい、耳の色が黒っぽくすすけた感じ
- 顔面気色診：腎・黒色で沈
- 爪甲診：足・膏沢無し、縦筋がはっきりあり、左右第5趾の爪甲が乾燥
- 腹診：やや臍下不仁
- 背候診：左右腎兪（沈）・左志室・左膀胱兪の虚、腰奇圧痛（鈍痛）
- 原穴診：左太溪・左照海の虚

〔気血津液弁証〕

気滞： ※全身的な気滞については、臓腑弁証にて肝鬱気滞として証明済みであるため、主訴症状に関して証明する。
- 脹痛、長時間の座位（じっとしている状態）で増悪
- 入浴や、患部を温めるといくらか楽である
- 立ち上がった直後は背筋を伸ばせないほど痛むが、少し歩行すると背筋を伸ばせる程度にはなる
- 患部の脹満感

瘀血：
- 固定痛
- 舌下静脈のやや怒脹

〔空間弁証〕

- 百会：右後　臍：右上　懸枢：右下
- 尺膚：左天井の冷え・虚、右曲池熱感、左右手掌・手背熱感
  →全体的に上熱下冷、右外下に気の停滞
- 背候診：全体に上実下虚
- 顔面診・舌診：上実下虚傾向
- 原穴診：全体として右上後実・左下前虚傾向
- 脈診：右尺に枯脈
- ∴元々上実下虚傾向にあり、少陽胆経として右下に気の停滞が表れている

〔正邪弁証〕
- 骨折などの筋骨損傷レベルではない経絡経筋病（経気の不通）であることは明らか。
- 入浴負荷試験：42℃の湯に20分浸かっても疲労感なし。
- 鍼に関しては強い響きがあるとその時はすっとするが、数日腰のだるさが残る。
- 顔面診、舌診、脈診から虚実夾雑ではあるがどちらかといえば実傾向といえる。
- 背候診・原穴診では、虚実の反応がだいたい均等である。
- ∴邪実＞正気虚

- 体質素因として腎虚はあるが、明らかに患部に対する運動負荷による筋骨損傷レベルではない経絡経筋病であることが明らか。
- 肝鬱気滞も慢性的にあるが、上記の通り経絡経筋病がメインであり、急性。
- 舌診から慢性的な瘀血の徴候がみられ、また固定痛の面はあるが、経気の不通（気滞）がメインである。
- ∴足少陽胆経の経気不利（気滞）＞肝鬱気滞・瘀血＞腎陰虚

富里：弁証まではこのようになるのですね。八綱弁証では、裏・熱で虚

実が錯雑している状態ですね。肝鬱気滞の部分で「気を張っていると痛みが緩和し、ほっとするとはっきり感じる」というのは、先ほどの関節リウマチの症例でも似たようなお話が出てきました。

新風：肝気が張ることで痛みの閾値が上がる面がある、ということを知っておくといいと思います。肝は将軍の官と表現されますが、気を張っている時は将軍としての肝気が頑張っている状態なので、痛みを感じにくくなるというわけです。

富里：逆に言えば、ほっとした時に痛みを感じやすくなるのは、肝気の鬱結が緩まるから、ということですね。回旋時に発症したり、痛みが増悪する場合は、右足少陽胆経の問題だということは、おっしゃっていました。ただ、「患部が腰仙部〜右腸骨稜にかけて」という部分や、「右下の側臥位で増悪」という箇所が、右足少陽胆経の経気不利の証明因子になっているのは、なぜなのでしょうか？

新風：腰仙部〜右腸骨稜にかけては足少陽胆経の流注上ですし、側臥位で増悪するのは、足少陽胆経が身体の横の部分を走っていて、特に経気不利側を下にする側臥位では、より経気を圧迫して増悪する場合が多いものです。

富里：なるほど。流注の話でいうと、第4章の背候診で鳩杞には足少陽胆経が流注するので、足少陽胆経の経絡経筋の異常を示すとおっしゃっていましたね。あと「右曲池熱感」も証明因子に上がっていますが、これは曲池が尺膚診で空間的に後ろの外側だから、足少陽胆経の反応が出ると考えればいいのですよね？

新風：その通りです。第4章の尺膚診の箇所でも少しお伝えしましたが、曲池は空間的に下側にあります。これは、足少陽胆経の不通に対し

てアプローチする上で、選穴にも応用できます。つまり、上部の経穴を取るよりも、下部の経穴を取る方が効果が高い可能性が出てくるということです。実際に、空間弁証でも右下への気の偏在が確認できています。

富里：つまり、右の足臨泣や丘墟などのツボを使えば、臓腑経絡弁証の観点でも空間弁証の観点でも、理に適った治療になるということでしたね。

新風：そういうことです。分かってきましたね！　ちなみに、空間弁証での上実下虚は腎虚によるものと考えられます。

4 弁証する上で絶対に押さえておくべき、病因と病理の決定的な違い

富里：腎虚については、発症前の睡眠不足、肉体負荷が証明因子に挙げられていませんが、ここでは挙げる必要はないのでしょうか？

新風：確かに、特に発症前の冬季は睡眠不足、肉体負荷をかけることが多く、腎への負担が大きかったと思われます。また、パソコン作業により肝血を損なったことで、精血同源から腎精に影響があった可能性もあります。ただし、これらはあくまで腎虚を助長させうる「病因」です。正確にはこの「病因」により腎虚病症が増悪したことを確認する必要があります。**「病因≠病理」であることに注意が必要**です。

富里：これは重要ですね。**病因があるだけでは証明にならず、「病因によって増悪する」という病理が確認できて初めて証明因子になる**、ということですか。確かに、**病因だけで証明できるなら、睡眠不足の人は全**

員腎虚になってしまいます。

新風：睡眠不足があった時に、腰がだるくなる、疲れやすくなる、尿漏れが起こりやすくなる、などの病理が確認できて初めて睡眠不足を腎虚の証明因子として扱うことができます。この点は、ぜひ押さえておいてください。

富里：これで、よりシャープに考えることができそうです。もう一点、腎陰虚の証明因子として腰奇圧痛が挙げられていますが、同じ高さに膀胱兪があるからでしたっけ？

新風：その通りです。膀胱の本は腎なので、腎虚があるときは多くの場合、膀胱兪にも反応が出てきます。膀胱兪の外側にある胞肓穴にも反応が出てくることがありますが、同様に腰奇に反応が出ることもあります。督脈は陽脈の海と言われますが、陰虚の場合は虚熱が発生することからも、督脈上にある腰奇に反応が出ていると考えられます。

富里：なるほど、よく理解できました。圧痛といっても特に鈍痛になっているのは、小さい頃から慢性化した腎虚があったことが背景にある、と想像できますね。

5 弁証の対象となる病理は、主訴にフォーカスして特定する

富里：気血津液弁証では、気滞と瘀血が証明されていますが、どちらかというとベースは気滞と考えていいですよね？

新風：そうですね。痛みの性質に固定痛の面はありますが、刺痛・夜間

痛もないため、主訴自体は気滞を中心としたものといえると思います。また、舌下静脈怒脹は慢性的な肝鬱気滞からの気滞血瘀とみたほうがいいでしょうね。そのように、ウェイトを考えていくことは非常に重要なので、**複数あってもどちらの比重が高いのか、は必ず観点として持っておきましょう。**

富里：あれもあって、これもあって…となると混乱しますし、特に一穴に絞ってシャープな治療を行おうと思うと、比重を考えることが必要ですよね。最後に正邪弁証について、「鍼に関しては強い響きがあるとその時はすっとするが、数日腰のだるさが残る。」とありますが、これは瀉法の鍼を受けたと考えればいいのでしょうか？

新風：強い響きは、一般的には瀉法と見ていいでしょうね。その際に気滞が緩和してスッとした一方で、背景に腎虚があるため、倦怠感が残るものと考えればいいでしょう。

富里：気滞が緩和するというのは実傾向ですが、その後倦怠感が残るのは虚傾向ですよね。そこを踏まえた上で、虚実のバランスを見ながら補瀉を決めていくということですね。ところで弁証には挙がっていないのですが、舌根部黄膩苔、臭気のある粘った大便などがありますし、飲酒量が増えているので、湿熱も関係しているのかなと考えたのですが、いかがでしょうか？

新風：いいところに気づきましたね。**湿熱も一定絡んでいる部分もあるとは思いますが、今回は主訴には関与しないものとして省略しています。**

富里：あくまで**主訴にフォーカスして考える**のですね。

新風：そういうことです。

標本主従を明確にし、その場にあった的確な治療を実現する具体的な方法論と効果判定の極意

新風：それでは最後に、証、治則治法、選穴・処置までいってみましょう。

〔証〕
(本) 肝鬱気滞と腎陰虚
(標) 足少陽胆経の経気不利

〔治則治法〕
標治として、足少陽胆経の疎通を図る（経気の理気）

〔選穴・処置〕
　右臨泣　瀉法
　右足少陽胆経の経気を疎通させる（標治）

富里：本は肝鬱気滞と腎陰虚で、標は足少陽胆経の経気不利ですが、本よりも標の方にアプローチするのですね。

新風：今回の症例では、不通による痛みであることは明らかなので、本よりも標が深く主訴に関与しています。そのため主従でいうと、**主は足少陽胆経の経気不利、従は肝鬱気滞と腎陰虚**になります。実際、本症例で補腎を主体とした治療を行ったとしても治りにくく、場合によっては悪化する可能性すらあります。

富里：今回の場合は、あくまで足少陽胆経の経気不利に対して優先的にアプローチしないと、治りにくいということですね。そのため、足臨泣に瀉法をかけることで、足少陽胆経の経気を疎通させる治療を行うということですね。

新風：そういうことです。ただ、もし経過のなかで、気滞の側面が改善されにくい場合には疏肝理気を考慮していく必要も出てきますし、一時的に治ったとしても再発を防ぐために最終的には腎虚をフォローする必要も出てきます。経過を追いながら、臨機応変に対応していく必要があります。

富里：経過を追うというのは、具体的にはどの辺りに着目すればいいですか？　足少陽胆経の経気不利の証明因子になっている、右足竅陰の緊張・圧痛、鳩杞の圧痛、右曲池の熱感、右肝相火、小腸〜右腎相火、などの変化を追えばいいでしょうか？

新風：それで合っていますよ。反応を見ながら、どの程度経気の疎通ができたかを確認しましょう。ただし、右肝相火は慢性的肝鬱が反映されている可能性があるので、総合的に判断しましょう。本である足少陽経の状況を把握しつつ、肝鬱や腎陰虚に関する体表観察所見の経過も観察しておくと、さらにいいですね。

富里：よく分かりました。この症例の場合、足臨泣以外を選穴するとしたら、どのツボが候補になりますか？

新風：右後溪への瀉法は効くと思いますよ。

富里：後溪というと小腸経のツボですよね？　なぜこの症例で後溪なのでしょうか？

新風：後溪は空間的に横、つまり少陽部位にあるので、右後溪への刺鍼で右足少陽胆経の疎通を図ることができます。そして、後溪は手太陽小腸経の経穴ですが、小腸と肝は子午陰陽関係にあります。そのため、疏肝理気の効果も期待でき、標本同治にもなるでしょう。

富里：なるほど！　そこにも空間的な見方が使えるわけですね。少しずつではありますが、考え方のプロセスが掴めてきました。これを繰り返しやっていけば、自分でもなんとか考えられるようになってきそうです。

新風：1人で組み立てていくことも重要ですが、考え方のプロセスや結論が合っているかどうかを確認してもらえるような人が身近にいるといいですね。なかなか**自分で間違いに気づくことは難しい**ので。

富里：確かに、フィードバックをもらえる人がいれば、技術の習得も早くなっていきそうですね。

新風：ここまでで、理論と実践やその応用の仕方について、症例を通してお伝えしてきました。最後に少しだけ、どのように理論を学んでいけばいいのか、どのように技術を身につけていけばいいのか、という点についてお伝えしておきましょう。

富里：学び方や技術の習得方法について、知りたいと思っていたところです。ぜひ、よろしくお願いします！

第9章

患者を救い続ける
鍼灸医になるための最短コース

1 真剣勝負の臨床現場で活かせる技術に落とし込む、たった一つの手段

富里：これまで理論と実践の両輪で、医学としての鍼灸治療を行うための具体的な方法論にまで踏み込んでお話しいただきました。とにかく学びが盛り沢山でした。

新風：これまで聞いたこともなかったような話も多かったかもしれませんね。でも、すでにお話しした通り、私は学校でも学ぶ現代中医学を理論のベースとしています。そして、多面的な観察を重視しながら、実践に紐づく確かな理論をもとに臨床に励んでいます。

富里：新風先生からお話を伺って「理論を実践に活かす」とはこういうことなのか、と驚きの連続でした。さらに、**学校の授業で学ぶ現代中医学や、多面的観察を使っているからこそ学びやすい**という面も魅力的です。とても丁寧に解説いただいたので、これだけでも十分臨床に活かしていけそうです。

新風：初めて聞く人にも分かりやすく話をしたつもりです。ですが、あくまで話を聞いただけでは、理論を頭で理解できるところまでにとどまります。頭で理解できることもとても重要なのですが、やはり**臨床は真剣勝負です**。頭で理解したことがいきなりパッと使えるわけではありません。頭で分かった上で、身体の感覚へと落とし込む必要があります。そうしてはじめて**本番の真剣勝負にも使える、活きた技術になる**のです。

富里：確かにそうですよね。僕も分かった気になっていただけかもしれません。(汗) 身体の感覚へと落とし込んで臨床で使える活きた技術を身につけるには、どうすればいいのでしょうか？

新風：こればかりは、**先を行く先輩方から学び、徐々に感覚を育てていくしかない**です。私自身もそのように技術を習得し、身体の感覚へと落とし込むことで、臨床で使える確かな力になっていきました。まさにそれが、患者を救い続ける鍼灸医になるための最短コースだと思います。

2 鍼灸医学の理論と技術を習得するために、最適な環境が備える5つの条件

富里：新風先生が代表を務めておられる鍼灸研究会では、そういった臨床で活かせる技術を学ぶことができるのでしょうか？

新風：そうです、現在私が代表を務める「一般社団法人 北辰会」（以下：北辰会）では、鍼灸実践の技術を理論と紐付けながら学べる場を提供しています。繰り返しお伝えした通り、私は鍼灸治療における検証可能性、再現性を重視しています。その2つによって客観性を高めることができ、客観性は鍼灸が医学として成り立つために不可欠だからです。北辰会はそうした医学としての鍼灸をお伝えしています。

富里：まさに医学として、鍼灸の治療体系を確立することを目指していらっしゃるのですね。そのためにも、多くの人が実践できるよう客観性を高める努力をされている北辰会は魅力的です。

新風：そのためにも、「何を言っているのか分からない」ということや「一部の名人にしかできない」ということが起こらないよう、**徹底的に言語化にこだわっています**。さらに、「講師ごとに言っていることが違う」ということも起こらないように、**厳しい試験をパスし、高い鍼灸技術を持った講師陣だけが教える**ような環境を整えています。

富里：すごい豪華…（笑）　新風先生ご自身も勉強会で指導されているのですか？

新風：もちろん私自身も勉強会で直接指導させていただいていますし、最近の臨床経験や研究内容を発表をしたり、実際に目の前でライブで治療したりもします。自分で言うのも少し気が引けますが、臨場感があって、なかなか好評ですよ（笑）

富里：ぜひ見てみたいです！　勉強会では講師の先生の指導が受けられるとのことですが、具体的にはどういったことをされているのでしょうか？

新風：基本的には実技練習を中心に、診察技術を磨くことを目的とし、講師陣が手取り足取り丁寧に指導しています。参加者同士でペアを組み、体表観察をし合って自分の見立てを講師に確認してもらいます。正しく診れているところ、正しく診れていないところを講師に教えてもらい、その上で**正しく診れていないところを上手く診るためのコツや感覚を、その場で共有してもらえます。**

富里：すぐにフィードバックを受けられるのは、とてもいいですね。なかなか**自分で自分の間違いに気付くのは難しいですが、その場で自分の技術を修正していけるなら、成長も加速します**ね。でも実際のところ、勉強会の満足度はどうなのでしょうか？

新風：もしかしたらその点も聞かれるかも、と思ってデータを準備しておきました（笑）

富里：ホントですか！　さすがです（笑）

新風：色んな工夫を凝らしていることもあり、勉強会の満足度は非常に高いです。2022年5月から2023年10月の期間で開催した勉強会の参加者にアンケートを取り、のべ397名の方に回答をいただきました。結果は、**満足度5点満点で平均4.68点と非常に高い満足度を記録**しています。結果を見て、私自身も驚きました。

富里：5点満点で4.68点ですか！ 400人近い多くの方が回答して、そんなに満足度が高いというのは驚異的ですね。

新風：さらに私たちはEラーニングも導入して、すでに**学習教材の動画は80以上**あります。Eラーニングでは、それぞれのレベルに合わせて、それぞれのペースでいつでもどこでも勉強していただけます。**診察技術、診断技術、刺鍼技術なども含め、学びたいだけ学べる**環境を作っています。もちろん、Eラーニングで分からなかったことがあれば、勉強会に出た時に講師に確認し、疑問点を解決することができます。

富里：Eラーニングなら、初心者からベテランまで幅広く誰にとっても学びやすくていいですね。しかも、疑問点を勉強会で先生に直接質問できるというのも魅力的です。

新風：私たちの理論と実践を活かした鍼灸は、有難いことに医師の先生からも高い評価をいただいていまして、会員には医師の先生が何人もいらっしゃいます。

3 患者を救い続ける鍼灸医になるための最短コース

富里：なんだか凄すぎて、何も分からない学生が入っていくのはハード

ルが高そう…。

新風：全然そんなことはないですよ。学生や女性の会員も多いですし、若い人からベテランの先生まで、色んな人が一堂に会し、切磋琢磨しながら鍼灸技術を磨いています。医学としての鍼灸を学ぼうとする本気度はみんな高いので、勉強会は活気があります。それでも、**初心者でも初歩から優しく教えてもらえるので、抵抗なく学べる**環境も整っています。

富里：**刺激的な仲間に出会えたら、頑張るモチベーションにも繋がります**ね。

新風：何より**鍼灸を学ぶことはとても楽しい**ものです。この本を読んでくださった読者の方も北辰会で学び、鍼灸技術に自信と納得感を持って欲しいと思います。そして、鍼灸技術で１人でも多くの患者さんを一緒に救っていきましょう。そのためにも、ぜひ北辰会で医学としての鍼灸技術を一緒に学びましょう。

富里：ここまで読んでくださった読者の方に、新風先生から特別なプレゼントがあると伺っているのですが…!!

新風：この本をここまで読んでくださったことに感謝の気持ちを込めて、特別に**北辰会が主催する勉強会に無料で参加できるチケットをプレゼントします。**

富里：そんな贅沢な勉強会に、無料で参加できるのですね！　どこで開催されているのでしょうか？

新風：現在は、**東京と大阪の二拠点で開催**されています。私は大阪の勉

強会に主に参加していますが、東京の勉強会でレクチャーすることもあります。

富里：東京と大阪で開催されているなら、どこからでも参加しやすいですね！　どうすれば参加できますか？

新風：この本の**最後のページにあるQRコードを読み込んでください。**そうすれば、１回限定で北辰会の勉強会に無料で参加していただけます。北辰会の勉強会に参加していただくことが、自信を持って患者を救える鍼灸医になるための最短コースです。

富里：この本を読んだ上で、勉強会に参加して実際に技術まで身につけられるというのは、めちゃくちゃいいですね。新風先生からのプレゼントを活かして、鍼灸医学の技術を臨床で活かせる力を身につけたいです。

新風：ぜひご参加ください。チャレンジをお待ちしています。

富里：それでは、新風先生へのインタビューを終了とさせていただきます。長い時間にわたりお話いただき、ありがとうございました。

新風：こちらこそ、ありがとうございました。

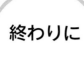

終わりに

　最後までお読みくださって、ありがとうございました。いかがでしたか？　少し難しかったでしょうか？　しかし、東洋医学・鍼灸医学に夢と希望を抱き、この本を手に取ったあなたにとって「目から鱗」が落ちる内容も多々あったのではないでしょうか。

　学校教育では「理論ばかりが先行していて、臨床や実践と繋がっていないような感覚がありました」と、富里くんは嘆息しました。そして彼は（大阪人らしく？）鍼灸学生を代表して、鋭い質問（ツッコミ）を投げかけてきました。彼と同じように感じ、疑問を抱いていた方は多いと思います。今、この本を読み終えたあなたが、理論と実践が一致する伝統医療としての鍼灸臨床があるという事実を知り、「そうだ、私がやりたかった、身に付けたかったのは、理論と実践が一致する東洋"医学"なんだ！」という熱い想いが蘇ったならば、本書の役割の大半は果たせたと思います。

　本書が発刊された2025年現在、病鍼連携・医鍼連携が叫ばれ、現代西洋医学の医師・医療機関と鍼灸師の連携のためのインフラを整備するための運動が盛んになっています。目の前の患者さんが一日でも早く健康・日常生活を取り戻せるよう、医学としての洋の東西を問わず医療のスペシャリストが連携できれば、患者さん・国民にとって福音となることでしょう。本文でも述べられていますが、鍼灸は湯液（漢方）とともに、明治維新（明治7年・医制発布）まで正規の医学・医療として日本人の健康を守ってきました。つまり、鍼灸はそもそも「医学」であり「医療」であり、鍼刺を以て患者さんを治療する者は「鍼医」という伝統医療のスペシャリストであることを忘れないようにしましょう。現代西

洋医学の基礎知識や臨床面での知識、また特にレッドフラッグサインについても知っておく必要があります。ただ、主従でいえば「東洋医学の立場で診察・診断・治療できること」が主であることは明らかですね。

　私は鍼灸学術団体である「一般社団法人北辰会」の代表を務めています。当会では「一人の名人ではなく、限りなく名人に近い人材を輩出すること」を使命として活動しています。定例会・研修会は実技研鑽を中心に開催しており、試験にパスした講師陣が手ずから指導にあたっています。さらに、Eラーニングやテキストの内容も充実しており、学と術を基礎から学べるようになっています。四診のお話も詳しくしましたね。本書を通じて、こんな鍼灸臨床家になりたい、と思ってくださったあなたに、最後の"切診"として、北辰会の実際に触れていただけるよう定例会へご招待をしたいと思います。

　私は鍼灸・漢方家の家系に生まれ、鍼1本で病を治し、健康を維持（治未病）することが当たり前の環境に生まれ育ちました。祖父・和風は「治す者が医者や！」と常々言い、何度も驚くような効果をみせてくれました。また、父であり師である蓮風は「西洋医学が医学なら、東洋医学も医学だ！」と常に臨床事実を示し、多数の著書を著し、北辰会創始者として導いてくれました。藤本蓮風先生および藤本家代々の先祖に深謝する次第です。また、原稿を通読し、推薦の辞をくださった竹本先生は、私が尊敬する漢方医の一人であり、釣友でもあります。お忙しいなか有難うございました。また海の上で曲がったほうのハリの修行をいたしましょう。最後に、根気強く私の話を聴き、よく考え、読者のために適切な質問をしてくれた富里雄太くんは、鍼灸学生・鍼灸師の率直な思いを伝える代弁者でありました。富里くんの鍼灸臨床家としての前途洋々たる未来を祈念しつつ深く感謝する次第です。

一般社団法人 北辰会 代表 藤本 新風

こちらのQRコードを読み込んで今すぐ無料勉強会に参加してください

URL：https://tokuten.hokushinkai.info

QRコードを読み込んで、以下の情報を入力すれば北辰会の無料勉強会に申し込むことができます。

ユーザー名：hokushinkai
パスワード：shinkyuigaku

無料勉強会で得られる4つのメリット

1. 高い技術を備えた講師から直接指導が受けられるので、慣れない技術でもスピーディに身につきやすい
2. 初歩から鍼灸技術のコツや感覚を優しく教えてもらえるので、学生や若手鍼灸師でも安心して参加できる
3. 本を読んでも分からなかった内容を自由に質問できるので、臨床に活かせる鍼灸技術の理解がさらに深まる
4. 鍼灸が大好きで刺激的な仲間がたくさんいるので、モチベーションが自然と高まる

※読者特典は、予告なく変更・終了する可能性がございます。あらかじめご了承ください。

● 著者紹介

藤本 新風（ふじもと・しんぷう）

藤本玄珠堂 院長
一般社団法人 北辰会 代表理事

1970年に代々漢方鍼灸医の家系、藤本家の次男として出生。「藤本玄珠堂」開院後の30年間で、のべ17万人以上を治療。一般社団法人北辰会の代表理事として、臨床の傍ら鍼灸医学を教え広める活動にも従事。論文執筆、学会発表、雑誌への寄稿等多数。

富里 雄太（とみさと・ゆうた）

関東鍼灸専門学校3年生

大阪大学法学部国際公共政策学科を卒業後、システム開発とWebマーケティングに従事。幼少期から頻繁に体調を崩していたことがきっかけで東洋医学や身体の仕組みに興味を持ち、2022年に関東鍼灸専門学校に入学。同校の3年生。1993年大阪生まれ。

学校では教えてくれない 一生役立つ 鍼灸医学の3つの思考

2025年4月24日　第1刷発行
2025年5月23日　第2刷発行

　著　者　　藤本 新風・富里 雄太
　発行者　　安井 喜久江
　発行所　　(株)たにぐち書店
　　　　　　〒171-0014 東京都豊島区池袋2-68-10
　　　　　　TEL. 03-3980-5536
　　　　　　FAX. 03-3590-3630
　　　　　　たにぐち書店.com

落丁・乱丁本はお取り替えいたします。